王俊志 编著

皮肤外科诊疗辑要

王俊志

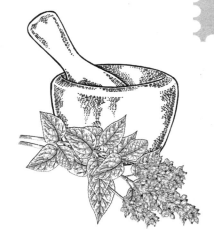

U0221964

黑龙江科学技术出版社
HEILONGJIANG SCIENCE AND TECHNOLOGY PRESS

图书在版编目（CIP）数据

王俊志皮肤外科诊疗辑要 / 王俊志编著. -- 哈尔滨:
黑龙江科学技术出版社, 2022.10 (2024.1 重印)
ISBN 978-7-5719-1631-2

Ⅰ. ①王… Ⅱ. ①王… Ⅲ. ①皮肤病－外科学－诊疗
Ⅳ. ①R751.05

中国版本图书馆 CIP 数据核字(2022)第 172054 号

王俊志皮肤外科诊疗辑要
WANGJUNZHI PIFU WAIKE ZHENLIAO JIYAO
王俊志　编著

责任编辑	闫海波	
封面设计	林　子	
出　　版	黑龙江科学技术出版社	
	地址：哈尔滨市南岗区公安街 70-2 号　邮编：150007	
	电话：（0451）53642106　传真：（0451）53642143	
	网址：www.lkcbs.cn	
发　　行	全国新华书店	
印　　刷	三河市铭诚印务有限公司	
开　　本	880 mm×1230 mm　1 / 32	
印　　张	8.25	
字　　数	190 千字	
版　　次	2022 年 10 月第 1 版	
印　　次	2024 年 1 月第 2 次印刷	
书　　号	ISBN 978-7-5719-1631-2	
定　　价	108.00 元	

序 言

　　本人1964年2月4日生于哈尔滨的一个普通铁路工人家庭。父母勤劳善良、乐于助人、甘于奉献，在这种优良的家庭环境的熏陶下，我养成了乐于助人、仁慈宽厚的性格，且自幼好学，特别喜学文史、哲学、社会政治、俄语等方面的知识。1984年9月考入黑龙江中医学院中医系，任84班班长，在校期间系统学习了中西医知识，尤其对中医外科学兴趣浓厚，毕业后分配到黑龙江中医药大学附属第一医院中医外科，成为一名中医外科大夫，现为皮肤科主任，主任医师。先后随著名中医外科专家盖世昌老师（全蝎软膏发明者）、白郡符老师（黑龙江中医外科创建者之一）、栾兴志主任（当时科主任）、王玉玺老师（我的硕士生导师，全国著名中医外科专家）、王雪华老师（我的博士生导师，全国著名金匮学学者）、史语实老师、张岩老师（二位老师均为哈尔滨医科大学优秀皮肤科临床专家）学习。这使得我的知识结构不断丰富，融合了传统经典医学与现代医学，并且将老师经验与自己经验有机结合，逐渐形成了简单、易行、有效、副作用小的独特治疗方法。

　　一个人要想成功，需要选择自己喜欢并且适合自己的工作，我很幸运，中医外科（现为中医皮肤科）符合我的"国情"，所以使得我能在工作及学习上孜孜以求，不断探索。

　　中医外科学：运用中医药学的理论研究外科疾病的发生、发展以及防治规律的一门学科。皮肤性病学：现代医学中一门研究发生于皮肤、黏膜及与皮肤、黏膜相关的疾病的学科。

　　传统与现代的交叉、碰撞，促进了传统医学的再发展，同时为现代医疗提供了新思路。

　　传统要从经典中寻求智慧，我每当阅读《伤寒杂病论》时无限感慨，"怪当今居世之士，曾不留神医药，精究方术，上以疗君亲之疾，下以救贫贱之厄，中以保身长全，以养其生。但竞逐荣势，企踵权豪，孜孜汲汲，惟名利是务，崇饰其末，忽弃其本，华其外而悴其内。皮之不存，毛将安附焉？"医圣描述的场景于当今再现。一些不切实际的临床研究、玄乎其神的论文充斥其中，为的就是晋职需要，使人心浮躁，不能潜心钻研，勤求古训，精研《内经》《伤寒》等，不能深刻理解疾病要义。我看到这种现象，也在自省，同时萌发了写这本书的想法。

　　中医的生命力在于临床，在于疗效。疾病的临床表现、治疗方案，不完全依照书本上框架的一二三四呈现，我通过30余年的临床实践认识到任何疾病都有其主要的病因病机、治疗原则、主药主方。我一直坚持，临床治病应走辨病与辨证（症）结合，中医为主，中西医结合的道路。中医为经线，西医为纬线，经纬交叉点，就是医学腾飞的节点。举个例子——痤疮，个人认为其主要病机为"上焦血热瘀滞，瘀而化热，热生毒邪"。其中西医有两个交点，一个是瘀滞（角化过度，毛囊口堵塞），一个是染毒（感染细菌），治疗上以清热解毒、凉血散瘀（抗菌抗角化）贯穿始终，在此基础上，辅以解表、通腑泄热、疏肝解郁等辨证治疗，往往收到良好效果。虽在某些皮肤病的治疗中取得了一定疗效，但对一些疾病的病因病机还缺乏深刻的认识，还应再潜心研读经典、钻研名医医案经验，不断开拓进取，吸取知识，提高疗效。

　　此诊疗辑要原本是我在临床上切实可行的诊疗方案，供我的学生临床应用的小册。现将此全盘如实写出并出版，以供我的学生及喜欢中医外科的同道参考学习。本书观点多为个人之见，书中难免有错误之处，希望同道批评指正。

王俊志

2022 年 9 月

目　录

第一章 疮疡病

第一节 痈

【概说】

痈由多个邻近的毛囊深部感染金葡菌（金黄色葡萄球菌，简称金葡菌），其真皮周围组织及皮下组织有明显炎症反应。多见于血糖控制不理想的中老年人。中医称之为"疽"。

【病因病机】

现代医学病因和发病机制：多个毛囊同时发生感染，常累及深层皮下组织，使表面皮肤血运障碍甚至坏死。如不及时治疗，可能并发其他细菌混合感染，甚至发展成脓毒症。

中医认为本病是外感六淫邪毒，皮肤外伤感染毒邪或过食膏粱厚味，聚湿生浊，邪毒湿浊留阻肌肤，郁结不散，造成营卫不和，气血凝滞，经络阻塞，化火为毒而成痈肿。

【治疗】

◆中医中药

◎辨证论治

1. 初期：局部突发硬结肿块，红肿热痛，中间可有粟粒样脓头。轻者无明显全身症状，重者可有恶寒发热、头痛、纳呆等。舌红，苔黄腻或白腻，脉滑或数或洪。

【治则】清热利湿，和营托毒。

【方药】仙方活命饮加减。

【组成】金银花 15g，浙贝母 20g，防风 15g，白芷 15g，当归 15g，赤芍 15g，天花粉 15g，鸡内金 30g，乳香 10g，没药 10g，陈皮 15g，皂角刺 15g，甘草 10g，水煎，日 1/2 剂，早晚饭后半小时温服。

注：发于头面者，可合用牛蒡解肌汤、银翘散；发于中部者，加五味消毒饮、清肝解郁汤；发于下部者，加四妙散等。

【牛蒡解肌汤】牛蒡子 10g，薄荷 10g，荆芥 15g，连翘 15g，栀子 10g，牡丹皮 10g，石斛 15g，玄参 15g，夏枯草 10g。

【银翘散】连翘 15g，金银花 15g，桔梗 10g，薄荷 10g，竹叶 10g，生甘草 10g，荆芥穗 10g，淡豆豉 10g，牛蒡子 10g，芦根 15g。

【五味消毒饮】金银花 15g，野菊花 10g，蒲公英 10g，紫花地丁 10g，紫背天葵 10g。

【清肝解郁汤】党参 15g，柴胡 10g，白术 15g，牡丹皮 10g，茯苓 15g，陈皮 10g，甘草 10g，当归 15g，浙贝母 15g，川芎 10g，栀子 10g，白芍 15g，熟地黄 10g。

【四妙散】苍术 15g，黄柏 15g，川牛膝 15g，薏苡仁 15g。

【外治】托瘀散或金黄散（疮疡外用之圣药，能消则消，不能消散者可箍毒排脓）。

2. 溃脓期：红肿热痛，疼痛较剧，有跳痛感，痛如鸡啄。疮口溃烂，有脓液流出。舌红，苔黄，脉数。

【治则】和营清热，透脓托毒。

【方药】仙方活命饮加透脓散。

【组成】金银花 15g，浙贝母 20g，皂角刺 15g，防风 15g，白芷 15g，当归 15g，赤芍 15g，天花粉 15g，鸡内金 30g，乳香 10g，没药 10g，陈皮 15g，黄芪 15g，川芎 15g，甘草 10g，水煎，日 1/2 剂，早晚饭后半小时温服。

【外治】切开引流，双口引流，两口均放入全蝎软膏纱条，外用托瘀散。此时溃疡引流部位不用托瘀散，以保证引流通畅。

3. 收口期：脓出，疮面可见新肉渐生，红活鲜亮，一般不需内治。若患者疮口脓液稀薄，疮口颜色淡白，新肉不生，愈合缓慢；可伴神疲乏力，纳呆。舌淡，苔薄白，脉细弱。

【治则】益气养血，和营生肌。

【方药】八珍汤/十全大补汤/补中益气汤等。

【外治】生肌玉红膏或全蝎软膏纱条。

【十全大补汤】党参 15g，肉桂 10g，川芎 10g，熟地 15g，茯苓 15，白术 15，甘草 10g，黄芪 15g，当归 15g，白芍 10g。水煎日 1 剂，早晚饭后半小时温服。

【八珍汤】党参 15g，白术 15g，茯苓 15g，当归 15g，川芎 10g，白芍 15g，熟地 15g，甘草（炙）10g，水煎日 1 剂，早晚饭后半小时温服。

【补中益气汤】黄芪 15g，白术 10g，党参 15g，当归 10g，陈皮 10g，柴胡 10g，升麻 10g，炙甘草 10g，水煎日 1 剂，早晚饭后半小时温服。

附 1：皮肤浅表脓肿和急性化脓性淋巴结炎，相当于中医"痈"。

局部光软无头，红肿热痛，肿势范围多在 6~9cm，发病迅速，伴或不伴恶寒发热、口渴等全身症状，不易损伤筋骨，也不易造成内陷。

附 2：蜂窝组织炎，相当于中医"发"。

病因病机与中医"痈"相同，治法也大同小异。当病情严重，血细胞分析显示，白细胞计数增高，应使用足量全程的敏感抗生素。

◇◇经验举隅◇◇

郭某，男，54 岁，2021 年 4 月 2 日首诊。

病史：患者 10 天前右臀部出现一硬块，有轻微疼痛，后逐渐增大，曾自行外用"拔毒灵"未见明显改善。现右臀部肿胀灼热，皮肤色红，面积约 5cm×6cm，质硬，中央可见脓头，疼痛剧烈，伴有发热，体温 38.2℃，纳可，偶有胃痛，睡眠欠佳，大便正常，小便黄，脉弦滑数。

【中医诊断】臀痈。

【西医诊断】蜂窝组织炎。

【中医辨证】毒热壅盛，湿热下注证。

【治则】清热利湿，和营托毒。

【处置】①金银花 15g，浙贝母 20g，防风 15g，白芷 15g，当归 15g，赤芍 15g，天花粉 15g，鸡内金 30g，乳香 10g，没药 10g，陈皮 15g，皂角刺 15g，甘草 10g。7 剂，水煎日 1 剂，早晚饭后半小时温服。

②以全蝎软膏、蜂蜜调制托瘀散外敷。

二诊：服药后臀部红肿渐退，疼痛仍剧烈，手指按压局部波动明显。

【处置】①上方加生怀山药 30g，黄芪 15g，川芎 10g。7 剂，水煎日 1 剂，早晚饭后半小时温服。

②局部切开引流，以全蝎软膏纱条填塞，以全蝎软膏、蜂蜜调制托瘀散外敷。

三诊：臀部红肿已消，疼痛已止，有时局部微痒，疮口变浅，创面肉芽组织红润，有少许脓液外溢。

【处置】①蜈蚣托毒丸 1 盒，小金胶囊 2 盒，金莲泡腾片 2 盒。

②以全蝎软膏、蜂蜜调制托瘀散外敷。

【按语】

本病患者发病已 10 余日，局部脓已成，内消之机已失。故采用仙方活命饮加减治疗以清热利湿，和营托毒，外用托瘀散以箍围聚毒。待其局部波动明显，配合切开引流，使脓毒有出路，以防毒邪流窜，同时在前方基础上加入生怀山药、黄芪、川芎以固护脾胃，活血内托，鼓邪外出。后期患者毒热已清，创面渐愈，故以中成药善后，继清余热，托里生肌，以绝后患。

第二节　疖和疖病

【概说】

单个毛囊及其周围组织急性细菌性化脓性炎症。好发于颈项、面部、前胸、后背等皮脂腺相对发达部位。范围多小于 3cm。多发或者反复发作的疖称为疖病。中医同样称之为"疖"与"疖病"。

【病因病机】

现代医学病因和发病机制：疖的病原菌大多为金黄色葡萄球菌感染，少量可见白色葡萄球菌。皮肤不洁、擦伤、皮脂腺排泄不畅、抗感染能力低下（如糖尿病、长期应用糖皮质激素等）均易诱发本病。

中医认为本病为内有湿火，外感风邪，两邪搏结，蕴郁肌肤所致；夏季感染暑湿热毒而发称之为"暑疖"。

【治疗】

◆中医中药

◎辨证论治

个数少、轻者仅外治即可（同疖病外治）。疖病则应口服药物治疗。

1. 热毒蕴结证，疖肿红肿热痛，易脓、易溃、易敛。伴或不伴发热口渴、便秘等全身症状。舌红苔黄腻，脉滑数。

【治则】清热解毒。

【方药】仙方活命饮合五味消毒饮。脓成加透脓散。发于下肢者如臀部之"坐板疮"，可加四妙散。

【组成】金银花 15g，浙贝母 20g，防风 15g，白芷 15g，当归 15g，赤芍 15g，天花粉 15g，鸡内金 30g，乳香 10g，没药 10g，陈皮 15g，皂角刺 15g，野菊花 10g，蒲公英 10g，紫花地丁 10g，紫背天葵 10g，甘草 10g，水煎，日 1/2 剂，早晚饭后半小时温服。

2. 暑热浸淫证，疖肿发生于夏秋季节，红肿热痛，抓破流脓水。

5

可有发热、口干口渴、溲赤便秘等。舌红，苔黄腻，脉滑数。

【治则】清暑解毒利湿。

【方药】仙方活命饮合五味消毒饮加萆薢渗湿汤以加大清热解毒利湿之功。

【组成】金银花15g，浙贝母20g，防风15g，白芷15g，当归15g，赤芍15g，天花粉15g，鸡内金30g，乳香10g，没药10g，陈皮15g，皂角刺15g，野菊花10g，蒲公英10g，紫花地丁10g，紫背天葵10g，萆薢15g，薏苡仁15g，泽泻15g，滑石15g，小通草10g，甘草10g，水煎，日1/2剂，早晚饭后半小时温服。

附：头皮穿掘性毛囊炎，相当于中医"蝼蛄疖"

初发为数个毛囊炎和毛囊周围炎，后逐渐增大变多，形成半球形脓肿或结节，并在皮下相互连通，此起彼伏。病损处毛发脱落。舌红，苔腻，脉滑。

【治则】清热解毒，利湿排脓。

【方药】仙方活命饮＋五味消毒饮＋消瘰丸＋二陈汤。软坚散结加海藻15g，昆布15g（与甘草为十八反，为避免纠纷，不与甘草同用）。

【组成】金银花15g，浙贝母20g，防风15g，白芷15g，当归15g，赤芍15g，天花粉15g，鸡内金30g，乳香10g，没药10g，陈皮15g，皂角刺15g，野菊花10g，蒲公英10g，紫花地丁10g，紫背天葵10g，牡蛎（煅）10g，黄芪15g，三棱10g，莪术10g，龙胆草10g，玄参15g，甘草10g，水煎，日1/2剂，早晚饭后半小时温服。

◆ **单方成药**

轻度疖病可参照痤疮成药治疗，较重疖病可用蜈蚣托毒丸、清热化毒丸。

蝼蛄疖口服解毒百令丸、升角丸、五海瘿瘤丸以清热利湿，化瘀散结。

【外治】少数疖或蝼蛄疖可外用托瘀散。

附：疔疮

疔疮是一种发病迅速，易于变化而危险性较大的急性化脓性疾病。多发于颜面、手足等处。疮形虽小，但根脚坚硬，如钉丁之状，故名。还可以指手足部疔疮、化脓性指头炎/甲沟炎、面部疔疮等病。其病情变化迅速，容易造成毒邪走散。

【病因病机】

多由于火毒为患。恣食膏粱厚味，辛辣之品或皮肤染毒、感受风热火毒等，内外因造成火热毒邪蕴于肌肤，气血凝滞，热盛肉腐而成。

【治疗】

◆中医中药

◎辨证论治

1. 颜面部疔疮。红肿热痛，根脚收束，可有发热、恶寒、头痛，舌红苔黄，脉滑数等全身症状。

【治则】清热解毒。

【方药】仙方活命饮合五味消毒饮。金银花 15~30g，热毒盛者加黄芩 15g，黄连 5~10g。

【组成】金银花 15g，浙贝母 20g，防风 15g，白芷 15g，当归 15g，赤芍 15g，天花粉 15g，鸡内金 30g，乳香 10g，没药 10g，陈皮 15g，皂角刺 15g，野菊花 10g，蒲公英 10g，紫花地丁 10g，紫背天葵 10g，甘草 10g，水煎，日 1/2 剂，早晚饭后半小时温服。

中期治法同疔痈。失治误治：如过早切开挤压使邪毒内散，有走黄倾向，应加大清热解毒力度，如发热应配合静点抗生素，避免发生危险。

2. 手足部疔疮。相当于现代医学急性化脓性感染，易损伤筋骨。治疗同上。

3. 红丝疔。相当于现代医学急性淋巴管炎，内治同上，外治应用消瘀膏。

4.烂疗。少见,相当于现代医学气性坏疽,治疗须中西医结合,应用大量抗生素,首选青霉素。

5.疫疗。相当于现代医学皮肤炭疽。治疗必须应用抗生素,首选青霉素。同时应用中药仙方活命饮＋五味消毒饮＋黄连解毒汤。

【组成】金银花15g,浙贝母20g,防风15g,白芷15g,当归15g,赤芍15g,天花粉15g,鸡内金30g,乳香10g,没药10g,陈皮15g,皂角刺15g,野菊花10g,蒲公英10g,紫花地丁10g,紫背天葵10g,黄连10g,黄柏10g,黄芩10g,栀子10g,甘草10g,水煎,日1/2剂,早晚饭后半小时温服。

6.疗疮走黄。相当于现代医学脓毒败血症。病灶突然疮顶塌陷,肿势软漫,边界不清。全身症状有明显的寒战、高热(多在39℃以上),头痛,烦躁,四肢酸痛,酸软无力。舌红绛,苔黄燥,脉洪数或滑数。

【治则】清热凉血解毒。

【方药】清瘟败毒饮＋五味消毒饮。

同时应用大量抗生素。

疗疮外治同疖痈。

【组成】生地15g,黄连15g,黄芩15g,牡丹皮10g,石膏15g,栀子10g,甘草10g,竹叶10g,玄参15g,水牛角15g,连翘15g,白芍15g,知母15g,桔梗10g,金银花15g,野菊花10g,蒲公英10g,紫花地丁10g,紫背天葵10g,水煎,日1/2剂,早晚饭后半小时温服。

第二章 乳房疾病

第一节 急性化脓性乳腺炎

【概说】

急性化脓性乳腺炎是发生在乳房的最常见的急性化脓性疾病。其临床特点是乳房结块，红肿热痛，溃后脓出稠厚，伴恶寒发热等全身症状。好发于产后 1 个月以内的哺乳期妇女，尤以初产妇多见。中医称为"乳痈"。发于哺乳期称为"外吹乳痈"；发于怀孕期称"内吹乳痈"，不论男女老少，在非哺乳期和非怀孕期发生的称为"不乳儿乳痈"。

【病因病机】

现代医学病因和发病机制：致病菌多为金黄色葡萄球菌，其次为白色葡萄球菌和大肠埃希菌。产后乳汁淤积，或乳头破损，致病菌沿淋巴管、乳管侵入乳房，继发感染而形成本病。

中医认为本病与痈成因大致相同，但因乳房与肝胃经相关，多由肝郁化火，胃火熏蒸所致。外吹乳痈因情志内伤、乳头破碎、外邪入侵、断乳不当，致毒邪入侵，或乳汁蓄积，结聚成痈。或两者互相影响；内吹乳痈多由胎气上冲所致；不乳儿乳痈可由女子不在哺乳期给儿女假吸而诱发或胃火炽盛，壅于乳房或新生儿胎热蕴结所致。王俊志认为，本病多由情志所伤，致肝气郁滞，经络阻塞，乳汁分泌不畅，郁久化热，热毒结聚而致。

【治疗】

◆中医中药

◎辨证论治

1. 初期，乳房肿胀疼痛，结块或有或无，皮色不变或微红，乳汁分泌不畅。舌质红，苔薄白或薄黄，脉浮数或弦数。

【治则】疏肝清热，通乳消肿。

【方药】丹栀逍遥散 + 五味消毒饮 + 仙方活命饮 + 小通草10g，王不留行15g。

【组成】牡丹皮10g，栀子10g，茯苓15g，白术15g，薄荷5g，柴胡10g，白芍10g，当归15g，金银花15g，浙贝母20g，防风15g，白芷15g，赤芍15g，天花粉15g，鸡内金30g，乳香10g，没药10g，陈皮15g，皂角刺15g，野菊花10g，蒲公英10g，紫花地丁10g，紫背天葵10g，甘草10g，小通草10g，王不留行15g，水煎，日1/2剂，早晚饭后半小时温服。

注：乳痈初期及时服用本方，病情得到控制后，患者还可正常泌乳，且乳汁充盈。按摩也可疏通闭塞的乳络。

2. 中期，乳房疼痛加重，结块增大，皮肤焮红灼热，继之结块中软应指；或脓出不畅，红肿热痛不减。舌质红，苔黄腻，脉洪数。

【治则】清热解毒，托里透脓。

【方药】托里消毒散加减。

【组成】党参15g，川芎10g，白芍15g，黄芪15g，当归15g，白术15g，茯苓15g，金银花15g，白芷10g，甘草10g，皂角刺15g，桔梗10g，水煎，日1剂，早晚饭后半小时温服。

3. 后期，破溃出脓后，乳房肿痛减轻，脓液清稀，收口迟缓。舌质淡，苔薄，脉细。

【治则】调补气血。

【方药】八珍汤加减。

【组成】党参15g，白术15g，茯苓15g，当归15g，川芎10g，白芍 15g，熟地 15g，甘草 (炙)10g，水煎日 1 剂，早晚饭后半小时温服。

【外治】①初期、中期（无破溃）口服的汤药前两次煎煮口服，第三次煎汤外敷。

②初期：消瘀膏加蜂蜜（少量）或托瘀散 6 袋与全蝎软膏 2 盒加蜂蜜适量调匀，外敷。

③中期：确已成脓者，切开排脓，双口切法；全蝎软膏纱条引流；疮口周围外用托瘀散与全蝎软膏和蜂蜜调匀，同初期用量。

④后期：余毒未清，全蝎软膏纱条引流；疮口周围外用托瘀散与全蝎软膏和蜂蜜调匀，同初期用量。

⑤痊愈：全蝎软膏，外涂，巩固疗效。

◆ **单方成药**

初期、中期：蜈蚣托毒丸，按说明书口服。

第二节 乳房部蜂窝组织炎

【概说】

乳房部蜂窝组织炎是发生在乳房且容易腐烂坏死的急性化脓性疾病。其特点是病变范围较乳痈大，局部焮红漫肿疼痛，迅速出现皮肉腐烂，病情较重，甚至可发生热毒内攻。多发于哺乳期妇女。中医称之为"乳发"。

【病因病机】

现代医学病因和发病机制：同乳痈。

中医认为本病多因乳痈失治误治或火毒外侵，以及肝胃两经湿热蕴结乳房而成。

【治疗】

①同乳痈。

②急性化脓性乳腺炎、乳房部蜂窝组织炎，症状轻中药治疗效果显著。若伴发热、白细胞 13.00×10^9/L 或以上，可配合抗生素治疗，避免出现脓毒血症、败血症。

第三节　乳房窦道

【概说】

乳房窦道是发生于乳房部或乳晕部的脓肿溃破后，久不收口而形成管道者。其临床特点是疮口脓水淋漓，或夹杂有乳汁或败絮样或脂质样物，溃口经久不愈。中医称之为"乳漏"。

【病因病机】

乳房部漏管，多因乳痈、乳发失治，脓出不畅；或切开不当，损伤乳络，乳汁从疮口溢出，以致长期流脓、溢乳而形成；或因乳痨溃后，身体虚弱，日久不愈所致。乳晕部漏管，多因乳头内缩凹陷感染毒邪，或脂瘤染毒局部结块化脓破溃后疮口久不愈合而成。

【治疗】

【内治】逍遥汤 + 托里透脓汤加减。

【组成】柴胡 10g，当归 15g，白芍 15g，白术 15g，茯苓 15g，炙甘草 10g，薄荷 10g，党参 15g，白芷 10g，升麻 10g，黄芪 15g，皂角刺 10g，青皮 10g，水煎，日 1 剂，早晚饭后半小时温服。

【外治】托瘀散 6 袋与全蝎软膏 2 盒加蜂蜜适量调匀，敷在疮口周围，厚度约为 0.5 cm，以提脓祛腐；脓尽后用全蝎软膏或生肌玉红膏纱条，结合垫棉法。

第四节　乳房异常发育症

【概说】

乳房异常发育症是指男女儿童或老年男性在乳晕部出现疼痛性结块。其临床特点是乳晕中央有扁圆形肿块，质地中等，有轻压痛。中医称之为"乳疬"。

【病因病机】

现代医学病因和发病机制：本病与激素代谢有关，一般分原发性和继发性两大类。

中医认为本病，男性多由肾气不充，肝失充养所致；女性多由冲任失调，气滞痰凝所致；中老年男性发病多因年高肾亏，或房劳伤肾，虚火内炎，或情志不畅，气郁化火，皆能灼津炼液成痰，导致痰火互结而成。

【治疗】

化痰软坚，散结补肾之法贯穿治疗始终。

【内治】消瘰汤 + 二陈汤 + 逍遥汤 + 二仙汤 + 二至丸加减。

【组成】玄参 15g，煅牡蛎 15g，浙贝母 15g，陈皮 15g，半夏 15g，茯苓 15g，柴胡 10g，当归 15g，白芍 15g，白术 15g，炙甘草 10g，薄荷 10g，仙茅 15g，仙灵脾 15g，巴戟天 15g，黄柏 10g，知母 10g，女贞子 15g，墨旱莲 15g，水煎，日 1/2 剂，早晚饭后半小时温服。

【外治】全蝎软膏，外涂。

第五节　乳腺增生病

【概说】

乳腺增生病是发生在乳房部的既非炎症也非肿瘤的良性增生性疾病。其临床特点是单侧或双侧乳房疼痛并出现肿块，乳痛和肿块与月经周期及情志变化密切相关。乳房肿块大小不等，形态不一，边界不清，质地不硬，推之活动。本病好发于 25 ～ 45 岁的中青年妇女，是临床上最常见的乳房疾病。中医称之为"乳癖"。

【病因病机】

现代医学病因和发病机制：周期性的激素分泌失调和乳腺组织对激素的敏感性增高是本病发病的主要原因。排卵前期黄体酮生成素（LH）和雌二醇（E2）分泌不足，以及黄体期雌二醇绝对或相对增高，黄体酮（P）分泌相对或绝对不足，失去制约雌二醇与保护乳腺组织的作用，使乳腺组织不断处于雌激素的刺激之中，乳腺组织不能由增生转入复旧或复旧不全，久而引起乳腺组织增生。此外，催乳素（PRL）的升高直接刺激乳腺组织，进一步抑制黄体期黄体酮的分泌，同时刺激雌二醇的合成，雌激素水平升高，导致 E2 /P 比例失调，雌激素持续对乳腺组织不良刺激，引起乳腺增生。

中医认为本病多由肝郁气滞，肝肾不足，冲任失调，致使气血瘀滞，或脾肾阳虚痰湿内结，经络阻塞，而致乳房结块、疼痛，常伴月经不调。王俊志认为本病多因情志不遂，肝气郁结，肝郁克脾，脾虚生痰湿，致气滞血瘀痰凝而成本病。

【治则】需通过查体及 B 超、钼靶，首先排除乳腺癌的可能性，保守治疗 3 个月，肿块未消或继续增大，可考虑手术治疗。

◆中医中药

◎辨证论治

1.肝郁痰凝证，多见于青壮年妇女，乳房疼痛，肿块随喜怒消长。

舌淡红，苔薄黄，脉弦滑。

【治则】疏肝解郁，化痰散结。

【方药】逍遥汤＋二陈汤＋消瘰汤，加海藻 15g、昆布 15g、三棱 10g、莪术 10g、夏枯草 30g。

【组成】玄参 15g，煅牡蛎 15g，浙贝母 15g，陈皮 15g，半夏 15g，茯苓 15g，柴胡 10g，当归 15g，白芍 15g，白术 15g，薄荷 10g，海藻 15g，昆布 15g，三棱 10g，莪术 10g，夏枯草 30g，水煎，日 1/2 剂，早晚饭后半小时温服。

2. 冲任失调证，多见于中年妇女，乳房疼痛，肿块月经前加重，经后减缓，月经失调，量少色淡，或闭经。舌淡，苔白，脉沉细。

【治则】调摄冲任，理气活血。

【方药】逍遥汤＋二陈汤＋消瘰汤＋二仙汤，加三棱 10g、莪术 10g、夏枯草 30g。

【组成】玄参 15g，煅牡蛎 15g，浙贝母 15g，陈皮 15g，半夏 15g，茯苓 15g，柴胡 10g，当归 15g，白芍 15g，白术 15g，薄荷 10g，海藻 15g，昆布 15g，三棱 10g，莪术 10g，夏枯草 30g，仙茅 15g，仙灵脾 15g，巴戟天 15g，黄柏 10g，知母 10g，水煎，日 1/2 剂，早晚饭后半小时温服。

注：以上两种证型若再加上鸡内金 50 g，猪蹄甲 15g（先煎），鳖甲 15g（先煎）效果更显著。

【外治】先涂全蝎软膏，然后沿乳络方向按摩。

外用，散结乳癖贴膏。

◇经验举隅◇

刘某，女，39 岁，2021 年 3 月 11 日初诊。

【病史】双侧乳房结块胀痛 2 年余，查体两乳房可触及结节、肿块，质地中等，伴有压痛，可活动，腋下淋巴结不大，曾于哈尔滨医科大学附属医院诊断为"乳腺增生、增生二级、囊肿三级"，平素睡眠较差，多梦，性情焦虑，月经不调，纳可，二便调，舌尖红，舌苔薄白，边有齿痕，脉弦滑。

【中医诊断】乳癖。

【西医诊断】乳腺增生病。

【中医辨证】肝郁痰凝证。

【治则】疏肝解郁，化痰散结。

【处置】柴胡15g，白芍15g，白术15g，茯苓20g，当归20g，炙甘草20g，香附20g，薄荷5g，干姜10g，郁金20g，三棱15g，莪术15g，地龙15g，鸡内金60g，玄参15g，牡蛎30g，浙贝母15g，夏枯草30g，延胡索20g，蜈蚣3条，益母草30g。

15剂，水煎日1剂，早晚饭后半小时温服。

【外治】全蝎软膏2盒，外涂局部。

二诊：2021年3月29日，服药半月后患者觉双侧乳房胀痛减轻，肿块触之较前缩小，睡眠质量仍较差，失眠多梦。

【处置】①上方去薄荷，加夜交藤30g，龙骨50g，远志15g，王不留行20g，小通草10g。15剂，水煎，日1剂，早晚饭后半小时温服。

②外治同前。

三诊：2021年4月16日，服上方半月后双乳疼痛消失，且未扪及肿块，睡眠明显改善，气色佳，患者觉心情畅然。继守前方7剂。

【按语】

女子常因情绪波动，易思虑恼怒，故多见肝郁，乳腺增生病机多为肝郁气结所致。本案患者正值中年之际，平素性情抑郁焦虑，故导致肝气郁结，横逆克脾，内生水湿，聚而为痰，痰气互结，阻遏乳络，则见乳房结块，疼痛。情志因素是本案发作的主要原因，因此治当疏肝解郁，化痰散结。故以逍遥散加减，配伍夏枯草、牡蛎、蜈蚣、延胡索等化痰散结、通络止痛药物。二诊患者觉睡眠未能明显改善，故加入龙骨、夜交藤、远志以安神助眠，同时加入王不留行、小通草以加强通络散结之效。诸药合用，使肝郁得解，痰湿得除，肿块即消，疼痛自除。

第三章 瘿、岩

第一节 瘿

瘿是指发生在颈前结喉处的肿块。相当于西医的甲状腺疾病。分为气、血、肉、石、筋五瘿。

单纯性甲状腺肿

【概说】

单纯性甲状腺肿是以颈前结喉部漫肿，按之软而有囊性感，其内似有积气，又因其肿块可随喜怒而消长，因而得名。好发于高原山区，或沿海地区。多见于妊娠期、哺乳期、青春期、绝经期的女性。中医称之为"气瘿"。

【病因病机】

现代医学病因和发病机制：人体内甲状腺激素原料（碘）缺乏；甲状腺激素需要量的增加；甲状腺激素的合成、释放障碍。

中医认为饮食因素是造成地方性甲状腺肿的主要原因。情志不遂、冲任失调，致气滞血瘀痰凝结于结喉处，而发生甲状腺肿大。

【治疗】

【内治】

逍遥汤 + 消瘰汤 + 二陈汤 + 二仙汤加减。

【组成】玄参 15g，煅牡蛎 15g，浙贝母 15g，陈皮 15g，半夏 15g，茯苓 15g，柴胡 10g，当归 15g，白芍 15g，白术 15g，薄荷 10g，海藻 15g，昆布 15g，三棱 10g，莪术 10g，夏枯草 30g，仙茅 15g，仙灵脾 15g，巴戟天 15g，黄柏 10g，知母 10g，水煎，日 1/2 剂，早晚饭后半小时温服。

注：保守治疗 3 个月，肿块未消或继续增大，考虑手术治疗。

甲状腺腺瘤、结节性甲状腺肿、甲状腺囊肿

【概说】

甲状腺腺瘤、结节性甲状腺肿、甲状腺囊肿是生于颈前结喉部的肿块，可随吞咽上下活动。中医称之为"肉瘿"。

【病因病机】

中医认为本病多因情志抑郁，肝失条达，肝气郁结，气滞血瘀；或肝旺侮土，脾失健运，痰湿内蕴，痰浊血瘀随气而行，留注于结喉，聚而成形，即成肉瘿。

【治疗】

【内治】逍遥汤 + 消瘰汤 + 二陈汤 + 二仙汤，加女贞子 15g、旱莲草 15g。酌情可加三棱 15g、莪术 15g、皂角刺 10 ~ 15g、猪蹄甲 10 ~ 15g、鳖甲 15g。

【组成】玄参 15g，煅牡蛎 15g，浙贝母 15g，陈皮 15g，半夏 15g，茯苓 15g，柴胡 10g，当归 15g，白芍 15g，白术 15g，薄荷 10g，海藻 15g，昆布 15g，三棱 10g，莪术 10g，夏枯草 30g，仙茅 15g，仙灵脾 15g，巴戟天 15g，黄柏 10g，知母 10g，女贞子 15g，旱莲草 15g，水煎，日 1/2 剂，早晚饭后半小时温服。

注：保守治疗 3 个月，肿块未消或继续增大，考虑手术治疗。

第二节 岩

岩是生于体表的恶性肿瘤，因其肿物赘生于人体，坚硬如石、形状不规则而得名。

乳腺癌

【概说】

乳腺癌是发生在乳房部的恶性肿瘤。其早期特点是乳房肿块，质地坚硬，凹凸不平，边界不清，推之不移，按之不痛，或乳窍溢血，晚期特点是溃烂则凸如泛莲或菜花。是一种严重影响妇女身心健康甚至危及生命的最常见的恶性肿瘤之一，男性乳腺癌罕见。中医称之为"乳岩"。

【病因病机】

现代医学病因和发病机制：本病病因及其发病机制尚不明确。常见的女性乳腺癌危险因素有：①高发年龄（35～55岁）；②生育、哺乳史（未生育或高龄初产、未哺乳）；③月经史（初潮年龄、绝经年龄）；④家族性癌症病史；⑤乳腺良性疾病；⑥饮食因素、环境污染、病毒感染等。

王俊志认为本病是由于肝脾气郁，冲任不和，脏腑功能失调，以致气滞，血瘀、痰凝、邪毒结于乳络而成。

【治疗】

【治则】检查出本病，立即手术，放、化疗，后紧跟中药治疗。

【内治】逍遥汤＋二陈汤＋消瘰汤＋清热解毒药（如白花蛇舌草30g、蚤休15～30g）＋抗癌药（鬼箭羽30g、金荞麦30g、山慈姑15g）。

【组成】玄参15g，煅牡蛎15g，浙贝母15g，陈皮15g，半夏15g，茯苓15g，柴胡10g，当归15g，白芍15g，白术15g，薄荷

10g，海藻 15g，昆布 15g，三棱 10g，莪术 10g，夏枯草 30g，仙茅
15g，仙灵脾 15g，巴戟天 15g，黄柏 10g，知母 10g，女贞子 15g，
旱莲草 15g，白花蛇舌草 30g，蚤休 20g，鬼箭羽 30g，金荞麦 30g，
山慈姑 15g。水煎，日 1/2 剂，早晚饭后半小时温服。

第四章 外伤病

第一节 轻度浅表烧烫伤

【概说】

轻度浅表烧烫伤是指因火焰，灼热的气体、液体或固体等热力作用于人体而引起的一种急性损伤性疾病，古称汤泼火伤。

【病因病机】

中医认为本病为火热之邪侵害人体，卫外失固，营阴外渗所致。

【治疗】

【内治】以食疗为主，多食红绿豆粥。

【外治】马齿苋 30g、生甘草 30g、龙胆草 30g、生大黄 30g，冷湿敷；水疱大者，前 3 天不挑破（挑破后易感染）；冷湿敷不消者，用注射器挑破，上药湿敷，外用紫草油；继发感染有脓液出现时用全蝎软膏，也可选用湿润烧伤膏。

第二节 毒蛇咬伤

【治疗】

急救，早期结扎，碘附或过氧化氢等清创，扩创排毒，做十字切口切开，高温烧灼破坏蛇毒，多用于野外。

【内治】季德胜蛇药片，口服，用最大量。

中药：萆薢渗湿汤＋五味消毒饮，加半枝莲 15 ～ 30g、蚤休15g、白花蛇舌草 30g。

【组成】萆薢 15g，薏苡仁 20g，茯苓 15g，黄柏 10g，牡丹皮10g，泽泻 15g，滑石 15g（包煎），小通草 10g，金银花 15g，野菊花 10g，蒲公英 10g，紫花地丁 10g，紫背天葵 10g，半枝莲 20g，蚤休 15g，白花蛇舌草 30g，水煎日 1 剂，早晚饭后半小时温服。

【外治】全蝎软膏＋托瘀散或全蝎软膏＋季德胜蛇药片。

◆西医西药

静点甘草酸制剂，必要时静点地塞米松、甲泼尼龙、甲基泼尼松龙等，用量视病情而定。

抗毒血清应用，选用相应的单价抗毒血清或多价抗毒血清，越早越好。

第三节 轻度冻伤

【概说】

轻度冻伤为身体受低温损害后局部或全身血液循环发生障碍而产生的病变。

【病因病机】

中医认为本病，一为寒冷之邪外袭；二为元气虚弱，不耐其寒，寒盛阳虚，气血凝滞。

【治疗】

【内治】 一般不需内治，可适当加强体育锻炼，反复发作者或大面积发作时服用汤药治疗。

【外治】 红花 30g、花椒 30g，水煎，外洗，或食用茄蒂，水煎泡洗后外涂全蝎软膏。

第四节　蚊虫蜇伤

【治疗】

【内治】 本病一般不需内治，以外治为主，若病情较重可口服清热化毒丸、双黄连口服液，食疗配合绿豆粥。

【外治】 肥皂水清洗后，用全蝎软膏厚涂。

第五章 周围血管和淋巴管病

第一节 脱疽

血栓闭塞性脉管炎

【概说】

血栓闭塞性脉管炎是一种周围动静脉的慢性、持续进展性炎症和闭塞性病变，具有慢性、节段性、周期性发作的特点，主要侵犯四肢中小动静脉，以下肢血管为主，多见于青壮年男性。其特征是患肢苍白、发绀、间歇性跛行、麻木、疼痛，日久则溃烂、坏死、甚至趾节脱落。中医称之为"脱疽"。

【病因病机】

现代医学病因和发病机制：可能是由于吸烟、寒冷、外伤及感染等因素导致小动静脉痉挛和血栓形成造成的闭塞，致使局部缺血。

中医学认为本病为肾虚精亏，脾气不足，肝血虚弱，寒湿外侵，以致气血凝滞，阻塞经络而成；日久则寒郁化热，蕴久成毒，形成热毒之证；溃烂日久不愈，气血大耗，终致气血两虚。

【治疗】

◆中医中药

◎辨证论治

1.寒凝症，多见于一期（局部缺血期），患肢发凉、麻木、酸胀和疼痛，间歇性跛行，患部温度下降，皮肤颜色苍白或苍黄，动脉（足背、胫后）搏动减弱或消失。舌质淡紫，苔白润，脉弦紧。

【治则】温阳散寒，活血通络。

【方药】阳和汤合桃红四物汤。

【组成】熟地15g，肉桂15g，白芥子15g，姜炭15g，生甘草15g，麻黄15g，鹿角胶15g，当归15g，川芎15g，白芍15g，桃仁15g，红花10g，水煎，日1剂，早晚饭后半小时温服。

2. 血瘀证，多见于二期（营养障碍期），患肢麻木、发凉、酸胀加重，持续性疼痛，夜间加重，间歇性跛行严重。患处皮肤发绀色，或见紫褐色斑，趾（指）甲增厚、变形、生长缓慢，毳毛稀少，或肌肉萎缩，动脉（足背、胫后、踝后）减弱或消失。苔白润，脉沉紧或沉涩。

【治则】活血化瘀，通络止痛。

【方药】补阳还五汤合桃红四物汤。

【组成】当归15g，川芎15g，白芍15g，桃仁15g，红花15g，熟地15g，黄芪50g，赤芍15g，地龙15g，水煎，日1剂，早晚饭后半小时温服。

3. 毒热证，多见于三期（坏死期），患趾（指）紫暗或色黑，皮肤破溃，时流脓水，腐肉不鲜，痛如汤泼火灼，夜间剧增，常抱膝而坐。严重者腐烂蔓延，可五趾相延相传，甚至上攻脚面，渐见肢节坏死，自行脱落，久不收口，皮肤、趾（指）甲、汗毛、肌肉等营养障碍。可伴有全身症状，如发热、口渴、喜饮、小便短赤、大便燥结，周围动脉搏动消失。舌红，苔黄腻，脉弦数。

【治则】清热养阴，解毒止痛。

【方药】四妙勇安汤加减。

【组成】金银花30g，玄参30g，当归30g，生甘草30g，水煎，日1剂，早晚饭后半小时温服。

4. 气血两虚证，多见于疾病后期或恢复期，患者伤口久不愈合，肉芽呈灰白色，脓液少清晰，皮肤干燥、脱屑、光薄、皲裂，趾（指）甲增厚、变形，心悸，气短，乏力，自汗，失眠，面色萎黄无华。

舌质淡，苔薄白，脉细无力。

【治则】补气养血，活血通脉。

【方药】顾步汤合八珍汤加减。

【组成】黄芪 30g，太子参 15g，石斛 15g，金银花 20g，牛膝 15g，菊花 15g，甘草 15g，蒲公英 15g，紫花地丁 15g，人参 15g，白术 15g，茯苓 15g，当归 15g，白芍 15g，熟地黄 15g，川芎 15g，水煎，日 1 剂，早晚饭后半小时温服。

【中成药】大黄䗪虫丸；通塞脉片，按说明书口服。

【外治】未溃期：骨科洗药温泡洗，每日 1 次，每次 20～30 分钟，温泡结束后外用全蝎软膏或红花油按摩。破溃期：先用复方黄柏液或生理盐水清创，后用全蝎软膏纱条包扎。

动脉硬化性闭塞症

【概说】

动脉硬化闭塞症是一种由于大中动脉硬化、内膜出现斑块，从而引发动脉狭窄、闭塞，导致下肢慢性缺血改变的周围血管疾病。发病年龄多在 45 岁以上，男性多于女性，常有高血脂、高血压和其他脏器的动脉硬化病史，常累及下肢大中动脉，临床以下肢慢性缺血性改变为主，目前本病的发病率呈上升趋势，其临床特征同血栓闭塞性脉管炎。中医称之为"脱疽"。

【病因病机】

现代医学病因和发病机制：本病的病因和发病机制尚不明确，其发病可能与血管内膜损伤，平滑肌细胞增殖，脂质浸润，血流动力学异常有关。

中医认为老年人脏腑功能衰退，气血不足，血虚脉道不充，气虚则运血无力，久则血脉瘀阻而发；或因嗜食膏粱厚味，损伤脾胃，湿阻中焦，痰浊内生，阻塞脉道，血脉闭塞而成。发病之后痰瘀久郁，化热腐肉，形成溃疡、坏疽，甚则逐节脱落。

【治疗】

◆中医中药

◎辨证论治

1.气虚痰瘀证，患肢麻木、发凉、沉重无力、刺痛、皮色苍白，间歇性跛行，乏力。舌质淡，苔白或白腻苔，舌边有瘀点瘀斑，脉弦细。

【治则】益气活血，化痰散结。

【方药】补阳还五汤合二陈汤加减。

【组成】当归 15g，川芎 15g，白芍 15g，黄芪 50g，赤芍 15g，地龙 15g，陈皮 15g，半夏 15g，茯苓 15，甘草 15g，水煎，日 1 剂，早晚饭后半小时温服。

2.热毒蕴结证，患肢疼痛剧烈，入夜尤甚，抱膝而坐，彻夜难眠，肢体坏疽呈干性或伴脓出，溃破腐烂，气秽；伴有发热口干，便秘溲赤。舌质红绛，苔黄燥或剥脱，脉弦数或细数。

【治则】清热解毒，活血止痛。

【方药】四妙勇安汤加减。

【组成】金银花 30g，玄参 30g，当归 30g，生甘草 30g，水煎日 1 剂，早晚饭后半小时温服。

【中成药】同血栓闭塞性脉管炎。

【外治】同血栓闭塞性脉管炎。

【西药】系统口服降脂药，如普伐他汀钠片（美百乐镇）；抗血小板聚集药物，如阿司匹林；脉络宁 20～30ml，加 250ml 葡萄糖或生理盐水，日 1 次静点。

◇经验举隅◇

吴某，男，67 岁，2019 年 9 月 20 日初诊。

病史：患者 2 年前受凉后疼痛，每于行走时发作，休息后可缓解，伴有小腿麻木、发凉，曾于哈尔滨医科大学附属二院就诊，行双下肢动脉彩超示：双侧胫前、胫后动脉内中膜增厚伴斑块形成，双侧足背动脉中度狭窄，诊断为下肢动脉硬化闭塞症，间断服用"血塞通软胶囊"等药物治疗，效果不佳，跛行距离逐渐缩短。3 月前疼痛明显加重，延及小腿，休息后不能缓解，尤以夜间为甚，双足皮色苍白，皮温低，双侧足背动脉搏动减弱。患者既往有原发性高血压病史 20 年，平素嗜食肥甘厚味，饮食正常，睡眠欠佳，二便正常，舌暗淡，苔白，脉沉细。

【中医诊断】脱疽。

【西医诊断】下肢动脉硬化闭塞症。

【中医辨证】气虚痰瘀证。

【治则】益气活血，散寒止痛。

【处置】①当归 15g，川芎 15g，白芍 15g，黄芪 50g，赤芍 15g，地龙 15g，陈皮 15g，半夏 15g，茯苓 15g，甘草 15g，制附子 10g，肉桂 10g，干姜 10g，细辛 5g。15 剂，水煎，日 1 剂，早晚饭后半小时温服。

②骨科洗药温泡洗，每日 1 次，每次 20～30 分钟，温泡结束后外用全蝎软膏按摩。

二诊：2019 年 10 月 6 日，患者足部发凉、麻木症状减轻，疼痛未见明显改善。

【处置】①上方加莪术 10g、三棱 10g。15 剂，水煎日 1 剂，早晚饭后半小时温服。

②外治同前。

三诊：2019 年 10 月 25 日，患者足部皮温基本恢复正常，疼痛较前减轻，皮色转红。

【处置】①继服上方 15 剂。

②外治同前。

四诊：2019 年 11 月 25 日。疼痛基本消失，皮色恢复如常，双侧足背动脉可触及搏动。

【处置】①上方去干姜、细辛、莪术，三棱，继服 15 剂。

②外用全蝎软膏按摩。

【按语】

本案患者根据症状、体征结合下肢动脉彩超诊断为动脉硬化闭塞症，中医诊断为脱疽。该患者饮食不节为其发病主要病因，脾虚为本，寒湿外伤为标。脾胃为后天之本，患者平素喜食肥甘厚味，脾胃受损，一则导致气血生化乏源；二则脾虚失运痰湿内生，滞涩脉络，血行失于鼓舞，脉络不畅而致瘀，气不能通达内外，肌肉失于温煦则脉络肌肉出现阴寒之象，故见患者下肢麻木、发凉、跛行等症。寒主收引，湿性黏滞，均为阴邪，易伤阳气，故外受寒湿可加重病情。因此本案在治疗上以健脾益气活血为主，佐以温阳散寒。方中以补阳还五汤为主，治以补气、活血、通络，再配以二陈汤，健运脾胃以运化痰湿，干姜、制附子、肉桂、细辛三药温补肾阳，散脉络阴寒，以破沉疴凝滞。外治以骨科洗药温泡洗，可驱寒解毒、通经活络，应用全蝎软膏局部外用按摩，使局部经脉气血通畅。本案治疗内外联动，使气血得行，经脉得通，血脉流畅，取得不错疗效。

第二节　雷诺氏病（肢端动脉痉挛病）

【概说】

雷诺氏病是一种由于血管神经功能紊乱所引起的肢端小动脉阵发性痉挛性疾病。其特征为肢端突然出现苍白、发绀和潮红，对称性出现，间歇性发作，并伴有发冷、麻木、刺痛等自觉症状。中医称之为"四肢逆冷"。

【病因病机】

中医认为本病，一为情志抑郁，肝失条达，疏泄功能失常，血运不畅，难达四末；二为素体脾肾阳虚，寒邪外袭，痹阻络脉，血运不畅，阳气难达四末。寒凝血虚，四末失于温养或由情绪刺激，气血凝滞而成。王俊志认为本病患者素体脾肾阳虚，寒冷侵袭，经络阻塞，或患者平素情志不遂，肝气郁结，阳气郁滞，最终致气滞血瘀。

【治疗】

◆中医中药

◎辨证论治

1.阳虚寒凝症，发作频繁，患肢苍白，后转青紫或紫黑，冬季尤重，肢端冷痛，伴腰膝酸软无力，畏寒，纳少，大便溏薄。少苔，舌质淡，脉沉迟。

【治则】温补脾肾，活血通络。

【方药】当归四逆汤加减。

【组成】白芍 15g，桂枝 10g，细辛 5g，甘草 10g，小通草 15g，大枣 6 枚，水煎，日 1 剂，早晚饭后半小时温服。

2.肝郁血瘀证，情绪波动即可见手指苍白、青紫、潮红典型症状，或出现持续性青紫或紫红。伴胸闷胁胀，或月经不畅，少腹刺痛，或停经，痛经。苔薄白，舌质有瘀斑，脉弦涩。

【治则】理气解郁，活血通络。

【方药】柴胡舒肝散合桃红四物汤加减。

【组成】柴胡 15g，白芍 15g，川芎 15g，枳壳 15g，陈皮 15g，炙甘草 15g，香附 15g，熟地黄 15g，当归 15g，桃仁 15g，红花 10g，水煎，日 1 剂，早晚饭后半小时温服。

【中成药】

气滞血瘀型：血府逐瘀丸。

寒湿侵络型：独活寄生丸。

大黄䗪虫丸（无论寒湿侵络、气滞血瘀型均可用）

【外治】骨科洗药熏洗，日 2 次。

第三节 下肢淋巴水肿

【概说】

下肢淋巴水肿是由于下肢淋巴液增多而引起软组织肿胀的一种病理状态。中医称之为"象皮腿"。

【病因病机】

现代医学病因和发病机制：本病分为原发性和继发性两类，继发性多由于感染（复发性丹毒、淋巴管丝虫病）、非感染性炎症、创伤、静脉性疾病、恶性肿瘤、淋巴管功能异常导致淋巴通路阻塞或管腔闭塞。

中医学认为本病为风湿热邪夹杂留恋，日久不出，流注下肢，致使气血阻塞不通，湿郁日久为痰，痰瘀互结而成本病。王俊志认为本病多由于丝虫病感染、复发性丹毒，导致淋巴管内膜受损，淋巴液稽留而致本病发生。

【治疗】

◆中医中药

◎辨证论治

局部皮肤张紧发亮，按之有压痕，抬高患肢后可减轻或消失，皮肤粗糙如象皮状。

【治则】益气利水，活血化瘀。

【方药】补阳还五汤合五苓散加减。

【组成】赤芍15g，当归尾20g，地龙15g，黄芪50g，桃仁10g，泽泻25g，白术15g，猪苓25g，茯苓15g，桂枝10g，水煎日1剂，早晚饭后半小时温服。

【中成药】大黄䗪虫丸，按说明书口服。

【外治】骨科洗药熏洗，日2次，同雷诺氏病。

注：临床上一般只能缓解，较难治愈。

第六章 其他外科疾病

第一节 痹证

【概说】

痹证是人体感受风寒湿邪的侵袭，使气血运行不畅，以致肢体关节肌肉疼痛、酸楚、麻木、屈伸不利或关节肿胀的病证。相当于西医的"风湿性关节炎"和"类风湿性关节炎"。

【病因病机】

中医认为本病多由风寒湿邪杂致而为痹，或由风寒化热。

【治疗】

◆中医中药

◎辨证论治

1. 风寒湿痹证：寒湿重者，桂枝汤，加麻黄 15g，制草乌 10 ~ 15g，制川乌 10 ~ 15g，淫羊藿 15g；寒湿不太重者：桂枝汤加威灵仙 15g，羌活 15g，独活 15g，穿山龙 30g，菝葜 30g，水煎，日 1 剂，早晚饭后半小时温服。

2. 寒湿化热证：桂枝汤合四妙散，加石膏 30g，知母 10g，防己 15g，穿山龙 30g，水煎，日 1 剂，早晚饭后半小时温服。

【中成药】病情缓解后，尪痹片，巩固病情。

第二节 痛风

【概说】

痛风是由于嘌呤代谢紊乱或 / 和尿酸排泄减少而产生的一种晶体性关节炎。其临床特征为高尿酸血症、反复发作的急性关节炎、慢性关节炎、关节畸形、痛风石、肾结石和肾间质病变等。属于中医"痹证"范畴。

【病因病机】

现代医学病因和发病机制：痛风病因复杂，分为原发性和继发性两种。高尿酸血症是痛风的直接原因，尿酸生成增多和 / 或排泄减少将导致血尿酸水平升高。

中医认为本病由于平素过食膏粱厚味，以致湿热内蕴，兼因外感风邪，侵袭经络，气血不能通畅而成。反复发作，遂使瘀血凝滞，络道阻塞，以致关节畸形。

【治疗】

◆中医中药

◎辨证论治

急性期—湿热证。

【治则】清热利湿。

【方药】四妙散，加土茯苓 30g，赤芍 15g，牡丹皮 15g，白茅根 15g，防己 15g，泽泻 15g，泽兰 15g，水煎，日 1 剂，早晚饭后半小时温服。

【忌用】防风，荆芥，蜈蚣，全蝎等。

【外治】托瘀散 + 全蝎软膏 + 蜂蜜调匀外用，日 2 次。

【中成药】尪痹片。

第三节　流行性腮腺炎

【概说】

流行性腮腺炎是儿童和青少年常见的呼吸道传染病。中医称之为"痄腮"。

【病因病机】

现代医学病因和发病机制：由腮腺炎病毒引起的急性、全身性感染。

中医认为本病一般由传染而得，常为天时不正，外感风温时邪（病毒），内有胃热上乘，蕴结于少阳、阳明之络，以致络脉失和，气血凝滞而成。少阳与厥阴相表里，故而邪毒亦可传至足厥阴肝经。由于足厥阴之脉绕阴器，故较大患儿或成人可并发睾丸红肿疼痛。

【治疗】

◆中医中药

◎辨证论治

风热火毒证：以耳垂为中心的漫肿，肿块边缘不清，触诊加压时，有压痛及弹力感，张口咀嚼时，疼痛加剧。多伴有全身症状，壮热恶寒，恶心腹痛，口干多饮，便秘或腹泻，小便短赤，苔厚腻，脉滑数。

【治则】清热解毒，疏风散邪。

【方药】普济消毒饮加减。

【组成】黄芩15g，黄连15g，甘草15g，玄参15g，连翘15g，马勃15g，牛蒡子15g，升麻15g，柴胡15g，桔梗15g，陈皮15g，板蓝根30g，薄荷10g，僵蚕10g，水煎，日1剂，早晚饭后半小时温服。

【外治】消瘀膏或托瘀散加全蝎软膏，外敷，日2次。

第四节 化脓性腮腺炎

【概说】

化脓性腮腺炎是热病后余邪热毒结聚于颐颌间引起的化脓性疾患。中医称之为"发颐"。

【病因病机】

现代医学病因和发病机制：急性化脓性腮腺炎较少见，为化脓性致病菌所引起，最常见的致病菌是金黄色葡萄球菌。

中医认为本病多由伤寒或温病后汗出不畅，以致余邪热毒未能外达结聚于少阳、阳明之络，气血凝滞而成。

【治疗】

◆中医中药

◎辨证论治

临床多见于一侧，颐颌部肿胀疼痛，张口受限，全身症状明显，甚者发生内陷。

【初、中期】仙方活命饮合普济消毒饮加减。

【组成】黄芩 15g，黄连 15g，陈皮 15g，甘草 10g，玄参 15g，柴胡 15g，桔梗 15g，连翘 15g，板蓝根 30g，马勃 15g，牛蒡子 15g，薄荷 10g，僵蚕 10g，升麻 15g，白芷 15g，贝母 15g，防风 10g，赤芍 15g，当归尾 15g，皂角刺 (炒)15g，天花粉 15g，乳香 7.5g，没药 7.5g，金银花 20g，水煎，日 1/2 剂，早晚饭后半小时温服。

【外治】托瘀散加全蝎软膏，日 2 次外用，不可用消瘀膏。

第五节 褥疮

【概说】

褥疮又称压力溃疡,由于患者身体局部长期受压,影响血液循环,导致皮肤和皮下组织营养缺乏而引起的组织坏死。

【病因病机】

现代医学病因和发病机制:长期卧床且体位固定不变,致身体局部长期受压;使用石膏、夹板或绷带时,衬垫不当,松紧不适宜,使局部组织长期受压。

中医认为因长期卧床不起,气血亏损,再加肢体废用不遂,气血运行不畅,所挤压部位经络不通,血脉瘀阻,久之肌肉失养,复因摩擦,擦破染毒,致溃腐而成疮。

【治疗】

◆中医中药

◎辨证论治

皮损好发于易受压和摩擦的部位,局部皮损破坏,渗流脓水,经久不愈。

【治则】以补为主,攻补兼施。

【方药】托里消毒饮加减。

【组成】人参 15g,川芎 15g,白芍 15g,黄芪 30g,当归 15g,白术 15g,茯苓 15g,金银花 15g,白芷 15g,甘草 15g,皂角刺 15g,桔梗 15g,水煎,日 1 剂,早晚饭后半小时温服。

【外治】同痈及溃疡治法。

第六节 下肢慢性溃疡

【概说】

下肢慢性溃疡是发生于下肢 1/3 的胫骨脊两旁、踝部皮肤和肌肉之间的慢性溃疡。中医称之为"臁疮"。

【病因病机】

现代医学病因和发病机制：下肢深、浅静脉及交通支静脉的结构异常，静脉回流受阻，肢体远端的静脉压力持续增高是小腿皮肤营养性改变和溃疡的主要机制，而长期站立、腹压过高和局部皮肤损伤是溃疡的诱发因素。

中医认为本病多由久站或过度负重而致小腿筋脉横解，青筋显露，瘀停脉络，瘀久化热，或小腿皮肤破损染毒，湿热下注而成，疮口经久不愈。

【治疗】

◆中医中药

◎辨证论治

1.湿热下注证：疮面腐暗，脓水浸淫，秽臭难闻，四周漫肿灼热，伴有湿疹，痛痒时作。伴口渴、便秘、小便黄赤；苔黄腻，脉滑数。

【治则】清热利湿。

【方药】四妙散加减。

【组成】苍术 15g，黄柏 15g，薏苡仁 30g，川牛膝 15g，水煎，日 1 剂，早晚饭后半小时温服。

2.气虚血瘀证：病程日久，创面苍白，肉芽色淡，周围皮肤黑暗、板硬；肢体沉重，倦怠乏力；舌淡紫或有瘀斑瘀点，苔白，脉细涩无力。

【治则】补气活血。

【方药】补阳还五汤合四妙散加减。

【组成】赤芍 15g，当归尾 20g，地龙 15g，黄芪 50g，桃仁 10g，苍术 15g，黄柏 15g，薏苡仁 30g，川牛膝 15g，水煎，日 1 剂，早晚饭后半小时温服。

【外治】可先用复方黄柏液清创，脓多用全蝎软膏纱条；脓少用生肌玉红膏，隔日 1 次换药。

◇经验举隅◇

王某，男，49 岁，2020 年 9 月 10 日初诊。

病史：患者双下肢静脉曲张，皮肤色暗红，干燥、瘙痒 1 年余，未经系统治疗，曾自行外用多种药膏，症状反复。半月前因右小腿皮肤瘙痒搔抓后出现破溃，初起未引起重视，后创面逐渐扩大，现右小腿皮肤肿胀，近踝部可见 3cm×4cm 溃疡，疮面覆盖黄色分泌物，肉芽紫暗，溃疡处疼痛，疮周皮肤色黑、干燥、瘙痒。患者否认糖尿病史，平素喜食煎炸炙煿之品，形体较胖，晨起口干口苦，纳可，睡眠欠佳，多梦，大便稀，日 2 次，小便正常，舌体胖大，舌质微红苔黄腻，脉弦滑。

【中医诊断】臁疮。

【西医诊断】小腿溃疡。

【中医辨证】湿热下注。

【治则】清热解毒，利湿通络。

【处置】①苍术 15g，黄柏 15g，薏苡仁 30g，川牛膝 15g，陈皮 15g，法半夏 15g，茯苓 30g，炙甘草 20g，竹茹 15g，枳实 15g，川芎 15g，丹参 20g，赤芍 15g。

15 剂，水煎，日 1 剂，早晚饭后半小时温服。

②每日用复方黄柏液清创；外用紫草油、全蝎软膏 24 小时换药。

二诊：2020 年 9 月 25 日，患者症状减轻，下肢瘙痒、肿胀减轻，疮口缩小，疮面肉芽淡红鲜活。

【处置】①上方加生怀山药 50g，生黄芪 30g，玄参 20g。7 剂，水煎，日 1 剂，早晚饭后半小时温服。

②外治同前。

三诊：2020 年 10 月 2 日，患者下肢瘙痒、肿胀已缓解，创面已结痂干燥，下肢皮色暗红仍在，口干口苦已无，便干缓解。

【处置】①继服上方 7 剂。

②全蝎软膏，紫草油外涂，早晚各 1 次。

【按语】

下肢溃疡多因湿热下注，经络阻滞，瘀血凝集，气血不通，肌肤失养，溃破成疮。本案患者为中年男性，形体肥胖，有不良饮食习惯，湿热、痰浊蕴结，日久下注殃及血分，导致下肢瘀滞，瘀热内生，加之口干口苦，失眠多梦，舌体胖大，舌质微红苔黄腻，脉弦滑，皆是湿热、痰浊之象。根据辨病与辨证结合，选用四妙散合温胆汤，再配以川芎、丹参、赤芍等药，上下分消、气血同治，清化湿热痰浊与化瘀通络并重。同时外用复方黄柏液清创，外擦全蝎软膏、紫草油，以清热解毒、去腐生肌。后期根据病程调整祛邪与扶正力度，配大剂量生怀山药、黄芪、玄参以固护脾胃，补气养阴，扶正固本，使祛邪不伤正，扶正不留邪。

第七节　窦道

【概说】

窦道是一个病理性盲管，由深部组织通向体表，只有一个外口，与内脏不相通连。中医亦称之为"窦道"。

【病因病机】

现代医学病因和发病机制：由手术外伤或异物存在导致的局部感染。

中医认为本病多由手术外伤，或局部残留异物，人工关节置换术后感染邪毒，导致局部气血凝滞，经络阻塞，热盛肉腐化脓而成。

【治疗】

【外治】可只用外治：用全蝎软膏纱条或全蝎软膏纱条蘸取象皮粉、白及粉、珍珠粉中的一种或几种，置于窦道中并留有余地，利于新肉生长，外用托瘀散＋全蝎软膏；必要时，局部针刺（沿着窦道的线路内外针刺），刺激窦道周围。

第七章　病毒性皮肤病

第一节　单纯疱疹

【概说】

单纯疱疹是由单纯疱疹病毒所致。皮肤黏膜出现一处或多处红斑，成群水疱，可相互融合，自觉灼热疼痛，多在一周内自愈，多无自觉症状，但易复发。中医称之为"热疮"。

【病因病机】

现代医学病因和发病机制：单纯疱疹病毒属于双链 DNA 病毒，人是单纯疱疹病毒唯一宿主。根据抗原性质不同，疱疹病毒分为Ⅰ、Ⅱ型。HSV-Ⅰ主要感染面部，也可感染生殖器。HSV-Ⅱ多感染生殖器，主要通过性接触传播，但也可感染面部。疾病命名主要根据发生部位，发生于眼角膜、口唇周围、咽部等部位，称之为单纯疱疹；发生于生殖器部位称为生殖器疱疹。

中医认为本病与肺胃热盛，外感风温热毒，蕴蒸皮肤，循经（口周、鼻周等胃经循行部位）而发；或见湿热下注，情志不调，肝气郁结，郁而化火，或饮食不节，脾胃受损，脾虚生湿。或生湿化热或湿与肝火相结，湿热火毒之邪下注而生；病情反复发作，热盛伤津，阴虚内热，正虚毒恋，遇发热、受凉、劳累、女性经期等，正气进一步受损，伏邪循经诱发。

【治疗】

◆中医中药

◎辨证论治

以部位论治：

1.上焦风热证，多见于口周、鼻周等部位出现红斑，成群水疱。舌红或淡红，苔薄黄，脉弦滑。

【治则】疏风清热。

【方药】双黄连口服液加板蓝根冲剂，口服。

2.下焦湿热证，多见于生殖器疱疹，生殖器周围红斑，水疱，疼痛。舌红或淡红，苔薄黄或黄腻，脉弦滑。

【治则】清热利湿解毒。

【方药】龙胆泻肝汤。重用土茯苓60g以解毒利湿，尤其是治疗黏膜附近皮疹时；加平胃散以理气除湿，避免龙胆泻肝汤苦寒伤胃。

【组成】龙胆草15g，黄芩15g，栀子15g，泽泻15g，小通草15g，当归15g，生地黄20g，柴胡15g，生甘草10g，车前子15g，水煎，日1剂，早晚饭后半小时温服。

◇经验举隅◇

许某，女，60岁，2021年4月16日初诊。

病史：患者自述着急上火，口周、鼻周出现疱疹，感冒后反复发作，发病后使用苗药、王药等。10天前感冒发热，于1周后左侧嘴角出现小水疱，伴疼痛，自行外用"百毒膏"皮疹未见减轻，后水疱逐渐增多，呈簇状分布于口周，部分水疱破裂，口周皮肤色红皲裂，渗出结痂，自觉痒痛灼热感，张口受限。纳可，眠可，平素便秘，2~3日一行，舌质红，苔白略燥。

【中医诊断】热疮。

【西医诊断】单纯疱疹。

【中医辨证】肺胃蕴热，上蒸头面。

【治则】清解肺胃毒热。

【处置】①生地 30g、牡丹皮 15g、赤芍 20g、玄参 15g、紫草 15g、大青叶 15g、板蓝根 30g、连翘 15g、白茅根 30g、生石膏 30g、黄芩 15g、知母 15g、滑石 20g，陈皮 15g，生怀山药 30g，茯苓 20g。7 剂，水煎，日 1 剂，早晚饭后半小时温服。

②复方黄柏液外擦；连榆解毒膏外擦。

二诊：2021 年 4 月 25 日。患者症状明显减轻，口周水疱已结痂，留有淡褐色色素沉着，仍有轻微脱屑，偶有瘙痒。

【处置】①解毒散 3 盒，清热泻脾散 3 盒，消胀保和散 3 盒。各 3g/ 次，日 2 次口服。

②连榆解毒膏外擦。

【按语】

单纯疱疹多为内有蕴热，外感时毒，热毒互结郁于脾胃，上蒸头面所致。本案患者此次发病虽为感冒之后，风热上绕所致，但询其病因，该患者素因脾胃积热，可见便秘，舌质红，苔白略燥等，又因反复发作单纯性疱疹，每每发作后使用"百毒膏"等激素类药膏，导致药毒内积，毒留皮内灼伤营血，故发病后患者口周出现红斑、皲裂、渗出，灼热痒痛等激素依赖性皮炎的表现。因此本案治疗时以经验方皮炎汤加减治疗，以清热凉血解毒，方中加大板蓝根、大青叶用量以加强清热解毒之功，同时因患者为老年人，故加入生怀山药、茯苓以固护脾胃，防寒凉伤胃。

第二节　带状疱疹

【概说】

带状疱疹是由水痘 – 带状疱疹病毒引起的急性疱疹性皮肤病。临床以突然发起的红斑，上有成簇水疱,沿一侧周围神经分布区出现，呈带状分布，伴有针刺样或烧灼样疼痛，可伴有淋巴结肿大为特征的疾病。中医称之为"蛇串疮"。

【病因病机】

现代医学病因和发病机制：本病是由水痘－带状疱疹病毒感染引起。初次感染的儿童引发水痘（亦可见儿童发生带状疱疹），部分患者可为隐性感染，当病毒感染后进入机体，以蛰伏状态长期存在于脊神经和颅神经的感觉神经节的神经元内，当患者免疫力低下时（如焦虑、紧张、劳累），蛰伏期的病毒开始大量复制而发病。也有成年患者初期接触该病毒即发生带状疱疹，这些患者多有细胞免疫缺陷。

中医认为本病由于情志内伤，肝郁气结，郁久化火，肝经火毒蕴结，夹风邪上窜而发于头面；或夹湿邪下注，发于下肢及阴部；火毒炽盛发于躯干。老年由于血虚肝旺，湿热毒蕴，而致气血凝滞，经络不通，不通则痛，导致疾病后期疼痛剧烈，病程迁延。

【治疗】

◆中医中药

◎辨证论治

1. 肝经郁热证，多于情志不遂后发病，皮肤鲜红斑，水疱成簇，疱壁紧张，灼热疼痛；口苦咽干，大便干燥，小便赤。舌红，苔黄腻或薄黄，脉弦滑。

【治则】清肝泻火，通络止痛。

【方药】病毒1号。加大青叶15g、板蓝根30g，清肝热解毒；加延胡索15g，疏肝理气止痛，大便干燥者可重用白芍30g，即柔肝止痛也通便，大便稀溏时改白芍为15g。在颜面部者加菊花10g、桔梗10g，清上焦风热；在胸胁部者，加瓜蒌15～30g、桔梗30g以利咽祛痰，宽胸理气（脾胃虚寒、大便稀溏时去瓜蒌）；在下肢者，加四妙散，清下焦湿热，引经。

2. 气滞血瘀证，皮疹消退后疼痛不减，疼痛性质多为刺痛，痛不可忍，可持续数月甚至更长。舌质暗，苔薄白或薄黄，脉弦。

【治则】疏肝理气，活血化瘀。

【内治】丹栀逍遥汤加减。加乳香 10g、没药 10g、延胡索 15g、全蝎 10g、蜈蚣 2 条以解痉止痛，通络散结；仍有热象者加大青叶 15 ~ 30g，板蓝根 15 ~ 30g；瓜蒌 15g、桔梗 15~30g 以宽胸理气。

注：全蝎、蜈蚣有清余毒作用。脾胃虚弱者乳香、没药减至 5g 乃至不用，年老体弱者可加黄芪，党参。

◆ 单方成药

急性期：龙胆泻肝胶囊；

后遗神经痛气滞血瘀者：血府逐瘀胶囊；

余毒未尽者：蜈蚣托毒丸。（血府逐瘀胶囊温燥，蜈蚣托毒丸可佐治。）

【外治】带状疱疹无论急性期或是后遗神经痛，无论肝经郁热证还是气滞血瘀证，均可用火针，以泻火解毒，活血化瘀。

外用托瘀散合全蝎软膏加适量蜂蜜，调匀外敷，24 小时为佳。使用托瘀散不致使水疱破溃后感染致痂下窝脓，其余散剂均有可能造成上述情况，使病情复杂化。

◆ 西医西药

治疗初期患者可口服 5~7 天左右抗病毒药如泛昔洛韦 0.25g，日 3 次。加营养神经药，如腺苷钴胺等配合治疗。

病情较为严重时可静点膦甲酸钠 5~7 天。

【护理】带状疱疹患者应忌口，避免辛辣炙煿之品，避免劳累，保持心情愉悦。患病前 3 天以清洁换药为主，3 天后即可进行淋浴洗澡，忌泡澡。

◇经验举隅◇

患者男，50 岁，2020 年 4 月 13 日初诊。

病史：患者自述 5 天前因情志不畅，出现周身不适，左侧胸胁

47

部隐隐作痛。刻下症：左侧胸胁部出现红斑，其上有粟粒至绿豆大小丘疹，丘疱疹，逐渐形成簇状水疱，皮疹之间可见正常皮肤，疱液澄清，疱壁紧张，周围有红晕，呈带状分布。自觉局部灼热疼痛。左侧腋窝淋巴结肿痛，大便干燥，3日1行，小便黄。舌红，苔黄腻，脉弦数。

【中医诊断】蛇串疮。

【西医诊断】带状疱疹。

【中医辨证】肝经湿热证。

【治则】清热解毒，利湿止痛。

【处置】①柴胡10g，板蓝根30g，大青叶15g，马齿苋30g，生薏苡仁30g，栀子10g，黄芩15g，车前子15g，生地15g，泽泻15g，甘草10g，郁金15g，瓜蒌15g，桔梗10g。7剂，水煎，日1剂，早晚饭后半小时温服。

②火针疗法。

③托瘀散＋全蝎软膏，24小时换药。

二诊：1周后皮损处红斑颜色变淡，簇状水疱干瘪，局部疼痛减半，寐差，大便略干，日1次，小便调，舌红，苔薄黄，脉弦。

【处置】①龙胆6g，栀子6g，黄芩10g，生地黄15g，当归10g，大青叶10g，板蓝根10g，延胡索15g，乳香5g，没药5g，丹参15g，鸡血藤30g，珍珠母30g（先煎），磁石30g（先煎），鸡内金15g，甘草10g。

②火针治疗。

三诊：红斑颜色变暗，水疱结痂，部分痂皮脱落，遗留淡褐色色素沉着，疼痛较二诊减轻，疼痛性质为刺痛，乏力，睡眠改善，二便调，舌红，苔薄，脉弦细。

【处置】①桃仁10g，当归15g，生地黄10g，红花5g，延胡索15g，川芎15g，黄芪30g，党参15g，丹参15g，蜈蚣2条，珍珠母30g（先煎），磁石30g（先煎），鸡内金15g，鸡血藤30g，马齿苋15g，甘草10g。

②火针治疗。

【按语】

本例患者因情志内伤，肝气郁结，郁久化热，并且患者平素嗜食辛辣，而发本病。症见口苦咽干，心烦易怒，大便干燥，小便黄，舌红，苔黄腻，脉弦数，皆为肝经湿热之证。故内治法口服中药汤剂，用龙胆泻肝汤以清泻肝经湿热火毒，以大青叶、板蓝根清热解毒，以乳香、没药、延胡索止痛，患者大便干燥，故用大黄通腹泻热。外治使用火针疗法，以泻火解毒，通络止痛。二诊患者水疱干瘪，红斑颜色变淡，治疗仍以龙胆泻肝为主方，减少龙胆、栀子、黄芩、大青叶、板蓝根等苦寒药物的用量，以防止过用苦寒之品导致的正气损伤及气血凝滞，从而导致疼痛恢复。苦寒之性稍缓的蒲公英及败酱草等药物在临床中也可酌情使用。水疱已干瘪去泽泻、车前子。加入藤类药物是因其有通络止痛之功，鸡血藤可补血活血，临床中常用的还有忍冬藤，有清热解毒的功效。因患者大便干燥改善，故去大黄，又患者睡眠不佳，故加珍珠母及磁石，以重镇安神，同时又有重镇止痛之功，重镇之品常配合鸡内金或麦芽应用，以防质重之品碍胃。三诊患者皮疹消退，疼痛缓解，呈刺痛感，此种痛感为血瘀之象，故治以桃红四物汤加减，以达理气活血，通络止痛之效，患者为中老年人，乏力，故加入党参、黄芪以补气养血。加虫类药蜈蚣以通络止痛，加马齿苋以清解余毒。外治中的火针疗法为中医的特色疗法之一，近年来，在皮肤科得到了十分广泛的应用，有着良好的止痒止痛效果。在带状疱疹初起应用火针可泻火解毒，通络止痛，在本病的后期应用可活血化瘀，通络止痛。是中医皮肤科医生应该掌握的基本操作之一。

第三节 疣（附：传染性软疣）

【概说】

疣由人类乳头瘤病毒感染引起的表皮良性赘生物。但 HPV 感染部分可引起恶性肿瘤，所以应当引起重视。传统的分类根据临床特点及部位分为：寻常疣、扁平疣、跖疣、生殖器疣（尖锐湿疣）、口腔疣、咽喉疣及疣状表皮发育不良。

【病因病机】

现代医学病因和发病机制：疣可通过直接或间接接触传染，尖锐湿疣大多通过性接触传染。皮肤破损在 HPV 的感染过程中也是一个重要的因素。其病程与机体免疫有重要的关系，细胞免疫对疣的免疫机制起主要作用。

中医认为本病多由风热毒邪搏于肌肤而生；或怒动肝火，肝旺血燥，筋气不荣，肌肤不润所致。中医还称之为"千日疮""瘊子""枯筋箭"等。

【治疗】

◆中医中药

◎辨证论治

个数少者宜选用外治，个数多者可结合内治。

【内治】或见寻常疣或见扁平疣，数目较多，坚硬粗糙或扁平色暗，大小不一，高出皮肤。舌淡红，苔薄白。

【治则】活血通络，软坚去疣。

【方药】病毒 2 号（王玉玺教授经验方），久不愈者加全蝎 10g，蜈蚣 2 条。

注：如果用药后皮损增多，皮肤变红，瘙痒加重，不必紧张，这是疣体即将脱落的表现。

◆ **单方成药**

蜈蚣托毒丸口服。或可配合病毒 2 号以增强疗效。

【外治】疣数目少者可用火针点刺、祛疣液外擦、激光等手段处理；或可用灸法，针灸针刺入疣体，艾灸熏，约 15 分钟。

附：传染性软疣，其是由痘病毒引起，特点为蜡样光泽半球形丘疹，顶端凹陷，可挤出乳酪样软疣小体，直接或间接接触传染。中医称之为"鼠乳"。

【治疗】病毒 3 号。

数目少者可用刮疣治疗处理或碘附消毒后由注射器挑出。

数量多者或反复不愈者可用祛疣外洗方外洗，外用全蝎软膏预防感染。

◇经验举隅◇

赵某，女，39 岁，2021 年 5 月 14 日。

病史：患者手部、颈部多发直径数毫米至 1cm 大小半球形高出皮面的损害 3 年余，皮损与正常皮色相同，表面粗糙不平，呈肉刺状，无痛痒感。纳可，睡眠欠佳，大便稀，小便正常，舌质红，苔薄白，脉弦滑。

【中医诊断】疣。

【西医诊断】扁平疣。

【治则】活血通络，软坚去疣。

【处置】①板蓝根 30g，大青叶 15g，金银花 15g，黄芩 15g，牡丹皮 20g，紫草 15g，赤芍 15g，莪术 15g，磁石 30g，神曲 15g，生牡蛎 30g，生薏苡仁 30g，延胡索 20g，当归 20g，白鲜皮 30g，地肤子 30g。7 剂，水煎，日 1 剂，早晚饭后半小时温服。

②火针治疗。

③火针治疗 3 天后使用去疣湿敷外用于疣体周围皮肤，去疣涂擦点涂于患处，直至痂皮完全脱落，无再生疣体。

【按语】

疣是较常见的病毒性赘生物，常因气血失和，腠理不密，复感外邪，凝聚肌肤而成，治疗常以外治为主。本案患者因病程较长，皮疹较多，仅以外治恐其复发，故应用王玉玺教授经验方病毒二号方口服，以解毒驱邪，活血通络，软坚去疣，同时配合火针、去疣湿敷、去疣涂擦，内外联动，攘外安内，彻底治疗本病。

第四节 水痘（附:手足口病）

【概说】

水痘由水痘－带状疱疹病毒引起的急性传染性疱疹性皮肤病。病毒通过呼吸道分泌物飞沫传播，传染性强，传染期从发疹前2~3天至发疹后5~7天。皮疹特点为初起为针尖大小斑疹，后迅速变为丘疹、丘疱疹，然后为水疱，中央有脐凹，中间结褐色的痂，周围以红晕，成批出现，斑疹、丘疱疹、结痂等各期皮疹同时存在，皮疹向心分布，躯干多，四肢少。中医亦称为"水痘"。

【病因病机】

现代医学病因和发病机制：由水痘－带状疱疹病毒引起，在患者的呼吸道分泌物、疱液和血液中均存在病毒。水痘发生后机体能获得持久免疫，二次感染罕见。若免疫力低下或受损严重（如HIV感染），水痘病情可能很重，甚至致命。妊娠20周内感染，有一定致畸率。

中医认为本病外感时行邪毒，内蕴湿热火毒，郁于肌肤或者互相传染而致。

【治疗】

◆ 中医中药

◎辨证论治

外受风寒，内蕴湿热证，丘疹、水疱、结痂，周围红晕，瘙痒；舌质红，苔薄白或黄略腻，脉浮小滑。

【治则】清热利湿，疏风止痒。

【方药】银翘散/银翘解毒汤，加大青叶15g、板蓝根30g，疏风清热，凉血解毒；热势较重者，加石膏30g、知母15g；热毒较重者，加紫花地丁20g、蒲公英15g等。

◆ 单方成药

症状较轻者，口服银翘解毒丸合板蓝根冲剂，还可短时间配合抗病毒药（如泛昔洛韦）。

【外治】碘附/洁尔阴/炉甘石洗剂/复方黄柏液消毒，后用全蝎软膏。清解余毒，生肌止痒，同时预防其他病毒感染。

附：手足口病

手足口病是多见于小儿的由柯萨奇A16肠道病毒引起的传染性疾病，成人亦可发病。基本特点是手、足、口腔内小水疱。病情多轻微，呈季节性发病，春夏多发；常在幼儿园、学校等儿童聚集场所流行。

中医认为手足口病属于外感时邪，肺胃热盛所致。

◎辨证论治

治宜清热解毒利湿，方选银翘散或病毒一号，加大青叶15g、板蓝根30g，加大清热解毒力度。

◆ 单方成药

双黄连口服液合板蓝根冲剂。

◇◇验案举隅◇◇

姜某，女，18岁，2021年11月2日初诊。

病史：患者自述 2 天前因感冒后出现发热流涕，咽痛，周身陆续出现皮疹，初起为米粒大的红斑小丘疹，继则炎性红斑上出现水疱，疱液澄清，疱壁薄而易破，周围有红晕，偶伴瘙痒。饮食、二便尚可，舌质红，苔薄白，脉浮滑。

【中医诊断】水痘。

【西医诊断】水痘。

【中医辨证】外感风热，湿热内蕴。

【治则】清热利湿，疏风止痒。

【方药】金银花 30g，连翘 20g，竹叶 15g，淡豆豉 10g，蒲公英 20g，紫花地丁 20g，菊花 15g，牛蒡子 15g，薄荷 5g（后下），陈皮 15g，甘草 10g。7 剂，水煎服，日 1 剂，早晚餐后温服。

【外治】①复方黄柏液，每日 2 次，外用。

②全蝎软膏，每日 2 次，外用。治疗期间需要隔离 2 周，直至皮疹干燥结痂，以免出现传染流行。

二诊：1 周后，部分皮损红斑颜色变淡，水疱破损，干燥结痂，瘙痒减轻，饮食、二便尚可，舌质红，苔薄白，脉滑。续服上方 5 剂，外用药同前。

【按语】

《婴童百问》中"有发热一二日而出水疱即消者，名为水痘。"王俊志认为本病是外感时行邪毒，内蕴湿热火毒，郁于肌肤或者互相传染而致。

本病在发病前常有发热、倦怠等前驱症状，继而炎症红斑基础上出现水疱，周围绕以红晕，成批出现，后皮疹干燥结痂而愈。本例患者因外感风热之邪，又内蕴湿热火毒，症见发热流涕，咽痛，周身陆续出现炎性红斑并出现水疱，偶伴瘙痒，皆为外感风热，湿热内蕴之证，故内治法口服中药汤剂用银翘散加减以清热利湿，疏风止痒。方以金银花、连翘轻宣透表，又清热解毒，重用为君；蒲公英、紫花地丁增强清热解毒之功；菊花、薄荷、牛蒡子辛凉宣散，疏散风热利咽；淡豆豉辛而微温，透邪外出，可增强透表之力，共为臣药；竹叶清上焦热；陈皮顾护脾胃，同为佐药；甘草调和诸药为使，全方清疏兼顾，既外散风热，又解毒辟秽。外治法应用复方黄柏液配合全蝎软膏，以清解余毒，生肌止痒，同时预防感染。二诊患者皮疹明显缓解，收效显著，故续服 5 剂以巩固疗效。

第五节 尖锐湿疣

【概说】

尖锐湿疣是由人乳头瘤病毒感染导致生殖器、会阴、肛周赘生物损害的性传播疾病。本病主要通过性传播，也可见垂直传播和间接传播。中医称之为"瘙瘊"。

【病因病机】

现代医学病因和发病机制：尖锐湿疣的病原体是 HPV，不同类别的 HPV 在不同部位可产生不同类型的损害，如扁平疣、寻常疣、尖锐湿疣等。最常见的低危生殖器 HPV 类型为 HPV-6 与 HPV-11，不典型增生多由 HPV-16 与 HPV-18 引起。有证据表明 HPV 感染与女性宫颈癌的发生有密切关联。

中医认为本病主要由于房事不洁，感受浊秽之毒，毒邪蕴结，酿生湿热，湿热下注导致。

【治疗】

◆中医中药

◎辨证论治

湿热下注证：多见于女性外阴，男性龟头、包皮、冠状沟、系带、肛周等部位。局部菜花样或乳头状或扁平疣样损害，局部湿润，多有不洁性交史。

【治则】清热利湿解毒。

【方药】病毒 1 号加减；重用土茯苓 50 ~ 80g，加生薏苡仁
50 ~ 80g、大青叶 15g、板蓝根 30g。

◆ 单方成药

蜈蚣托毒丸以通络散结。

【外治】先用激光电离子烧掉疣体，疣体较大时用去疣方外洗；
疣体较小时用祛疣液外搽以降低复发率。

第八章 球菌性皮肤病

第一节 脓疱疮

【概说】

脓疱疮是一种最常见的化脓球菌浅表感染引起的传染性皮肤病。其特征表现为丘疹、水疱或脓疱,易破溃而结成脓痂。好发于颜面、耳、胸部、四肢等暴露部位,亦可迅速蔓延全身,通过接触传染,蔓延迅速,可在儿童中流行。中医称之为"黄水疮""滴脓疮"。

【病因病机】

现代医学病因和发病机制:本病的病原菌绝大多数是金黄色葡萄球菌,其次为白色葡萄球菌,少数为溶血性链球菌,亦可为混合感染。由于小儿皮肤娇嫩,皮脂较少,而且皮肤容易污脏,常有轻微外伤,所以容易感染。而成人发生较少,往往是与患者接触,或是在理发店、浴池等地间接传染。

中医认为本病是由于夏秋之交,气候炎热,暑湿交蒸,暑湿热毒外受,熏蒸肌肤而成,尤以小儿体弱,肺脾气虚,皮肤娇嫩,汗多湿重,暑邪湿毒侵袭,更易发生本病,且相互传染。若反复发作,邪毒伤正,也可致脾气虚弱。王俊志认为本病因小儿皮肤娇嫩,腠理疏松,易感外来毒邪而致。

【治疗】

◆中医中药

◎辨证论治

一般单纯外用即可，严重者可内服，注意个人卫生，保持皮肤清洁，及时治疗瘙痒，防止手搔抓后传染。

【中成药】清热化毒丸、双黄连口服液、板蓝根冲剂等。

【外治】可先用碘附外搽，后用乳酸依沙吖啶（俗称黄药水）进行清洁消毒，外用托瘀散6袋与全蝎软膏2盒和土霉素60粒（研成细末）加蜂蜜适量或用如意金黄散加蜂蜜适量，调匀外涂，日1次。

◇验案举隅◇

王某，女，5岁，2020年7月2日初诊。

病史：患者3天前口鼻周围出现红色丘疹，迅速转变为黄色脓疱，密集分布，疱壁薄而易破，破后出现湿润潮红糜烂面，周围有红晕，部分形成脓痂，时伴瘙痒，可触及颌下淋巴结肿大疼痛，无全身症状。饮食一般，小便黄，大便黏腻，舌质红，苔薄黄，脉濡数。

【中医诊断】黄水疮。

【西医诊断】脓疱疮。

【中医辨证】暑湿热蕴证。

【治则】清暑利湿解毒。

【中成药】清热化毒丸、双黄连口服液、板蓝根冲剂，按说明书口服。

【外治】①自拟复方马齿苋洗剂，每日2次，外用。

②托瘀散+全蝎软膏+土霉素片（研成细末）加蜂蜜适量调匀外涂，日1次。

二诊：5天后，脓液干涸，痂皮逐渐脱落，皮损消退，病情治愈。

【按语】

脓疱疮是多发生于儿童的急性化脓性皮肤病，多是金黄色葡萄球菌和溶血性链球菌感染而致。《外科正宗·黄水疮》云："黄水疮于头面耳项忽生黄泡，破流脂水，顷刻沿开，多生痛痒。"王俊志认为本病因小儿皮肤娇嫩，腠理疏松，汗多湿重，受暑湿交蒸，热毒外受，熏蒸肌肤而致，若反复发作，邪毒伤正，也可致肺脾气虚。本病病程较短，考虑到多是儿童发病，故一般多以中成药联合外用药物治疗，在治疗中要注意隔离消毒、抗炎杀菌、干燥收敛，疗效显著。

第二节　项部多发性毛囊炎

【概说】

项部多发性毛囊炎是发于毛囊及其周围的化脓性皮肤病，因常发于项后发际间，故有发际疮之称。中医称之为"发髻疮"。

【病因病机】

现代医学病因和发病机制：本病病原菌主要为金黄色葡萄球菌。搔抓、摩擦、湿热等刺激及抵抗力低下可诱发本病。

中医认为本病：是由于素食膏粱厚味，或有消渴病，感受湿热火毒，气血凝滞郁于肌肤所致。王俊志认为本病多见于青壮年，由于青壮年人群工作压力大、不良生活习惯（如过度熬夜）、饮食习惯的改变（过食甜腻、糕点加之烤肉等炙煿之品），易致湿热内生，气血凝滞，瘀而化火，热毒之邪壅滞于肌肤而致病。

【治疗】

◆中医中药

◎辨证论治

1.肺经风热证，相当于寻常型痤疮，皮疹以炎性丘疹为主，色潮红。可单独发作，或簇集一处，或此愈彼起。舌质红，苔薄白，脉浮数。

【治则】清热凉血，散瘀解毒。

【方药】仙方活命饮合枇杷清肺饮加减。

【组成】金银花 30g，穿山甲 15g，白芷 15g，贝母 15g，防风 15g，赤芍 15g，当归 15g，生甘草 10g，皂刺 15g，天花粉 15g，乳香 10g，没药 10g，陈皮 15g，枇杷叶 15g，桑白皮 20g，地骨皮 20g，黄芩 15g，连翘 15g，生栀子 15g，生石膏 30g，白花蛇舌草 30g，生山楂 20g，生牡蛎 30g，玄参 15g，夏枯草 20g，生地 30g，牡丹皮 15g，丹参 20g，水煎服，日 1/2 剂，早晚饭后半小时温服。

2. 肠胃湿热证，皮损以粉刺、脓疱为主，皮疹红肿疼痛。舌质红，苔黄腻，脉滑数。

【治则】清热利湿，通腑泄热。

【方药】平痤方合茵陈蒿汤加减。

【组成】黄芩 15g，白花蛇舌草 30g，金银花 20g，连翘 15g，赤芍 20g，牡丹皮 15g，甘草 10g，知母 15g，丹参 20g，石膏 30g，枇杷叶 15g，浙贝母 15g，玄参 15g，牡蛎 30g，夏枯草 15g，桑白皮 15g，大黄 10g，茵陈 15g，水煎服，日 1/2 剂，早晚饭后半小时温服。

3. 痰湿瘀滞证，相当于囊肿型痤疮，皮疹以结节，囊肿，疤痕为主。舌体胖大，苔薄白，脉濡细。

【治则】除湿化痰，活血散结。

【方药】二陈汤 + 平痤方 + 消瘰丸加减。

【组成】黄芩 15g，白花蛇舌草 30g，金银花 20g，连翘 15g，赤芍 20g，牡丹皮 15g，甘草 10g，知母 15g，丹参 20g，石膏 30g，枇杷叶 15g，浙贝母 15g，玄参 15g，牡蛎 30g，夏枯草 15g，桑白皮 15g，三棱 15g，莪术 15g，海藻 15g，昆布 15g，丹参 30g，水煎服，日 1/2 剂，早晚饭后半小时温服。

4. 冲任失调证，皮疹颜色暗红，以结节、脓肿、囊肿、瘢痕为主，经前加重，舌暗红，苔薄黄，脉弦细数。

【治则】调摄冲任。

【方药】丹栀逍遥汤合平痤方加减。

【组成】黄芩 15g，白花蛇舌草 30g，金银花 20g，连翘 15g，赤芍 20g，牡丹皮 15g，甘草 10g，知母 15g，丹参 20g，石膏 30g，枇杷叶 15g，浙贝母 15g，玄参 15g，牡蛎 30g，夏枯草 15g，桑白皮 15g，当归 15g，白芍 15g，柴胡 15g，茯苓 30g，白术 15g，栀子 15g，薄荷 15g，水煎服，日 1/2 剂，早晚饭后半小时温服。

【中成药】

肺经风热型：升角丸 + 复方珍珠暗疮胶囊。

肠胃湿热型：升角丸 + 解毒百令丸。

痰湿瘀滞型：升角丸 + 解毒百令丸 + 小金胶囊。

冲任失调型：逍遥丸 + 升角丸。

【外治】①可先用碘附消毒，解毒消肿散（托瘀散、三黄散、颠倒散等量混合）加适量蜂蜜，调匀外涂。②刺络放血拔罐：肺俞、心俞、灵台、至阳、大椎，8 次为 1 疗程，1 周 2 次。③火针治疗。

◆ **西医治疗**

夫西地酸乳膏或克痤隐酮凝胶或红霉素软膏，日 2 次，薄涂。

第三节　化脓性汗腺炎

【概说】

化脓性汗腺炎是一种顶泌汗腺慢性化脓性炎症，主要发生于腋窝、外生殖器及肛周等处。中医称之为"漏腋"。

【病因病机】

现代医学病因和发病机制：病原菌主要为金黄色葡萄球菌，也可有化脓性链球菌及其他革兰阴性菌感染，多发生于青年和中年妇女，可能与女性顶泌汗腺较发达有关。出汗过多、皮肤脏污以及摩擦、搔抓等可诱发本病。

中医认为本病：是由于肝脾湿热，潮湿多汗，搔破染毒，气血凝滞，瘀而化腐而成。

【治疗】

◆中医中药

◎辨证论治

1.急性期：初起皮疹见小硬结，后渐增大，高出皮面，红肿疼痛。舌红苔黄，脉弦滑。

【治则】清肝利湿，和营散结。

【方药】龙胆泻肝汤加减。

【组成】龙胆草15g，栀子15g，黄芩15g，柴胡15g，生地15g，车前子15g，泽泻15g，小通草15g，甘草10g，当归15g，水煎，日1/2剂，早晚饭后半小时温服。

2.慢性期：疮疡破溃后，脓水臭秽，常不易收口，有时形成蜂房样瘘管，或肥厚性疤痕，病程慢性，时好时坏。舌红苔白，脉滑。

【治则】滋阴除湿。

【方药】滋阴除湿汤加减。

【组成】川芎15g，当归15g，白芍15g，熟地10g，柴胡15g，黄芩15g，陈皮15g，知母10g，贝母10g，泽泻10g，地骨皮15g，甘草10g，水煎，日1/2剂，早晚饭后半小时温服。

【中成药】蜈蚣托毒丸、丹栀逍遥丸，按说明书口服。

【外治】可先用碘附消毒，托瘀散与蜂蜜，调匀外涂。

第四节 丹毒

【概说】

丹毒是皮肤深部组织的细菌性感染性皮肤病。病起突然，恶寒壮热，局部皮肤忽然变赤，色如丹涂脂染，焮热肿胀，迅速扩大，边界清楚，发无定处，数日内可逐渐痊愈，每多反复。中医亦称为"丹毒"。

【病因病机】

现代医学病因和发病机制：病原菌为 A 组 B 型溶血性链球菌，偶有 C 型或 G 型链球菌所致。多由皮肤或黏膜破坏而侵入，但亦可血行感染，足癣和鼻炎常是引起小腿丹毒及面部丹毒的主要诱因。其他，如营养不良、酗酒、丙种球蛋白缺陷以及肾性水肿，皆为本病促发因素。

中医认为本病是由于血热火毒，皮破染毒，或禀受胎内火毒，复感风热之邪，内外合邪，风火相煽，发为火毒，搏结于皮肤而成。

根据发病部位不同，有不同命名，发于胸腹腰胯部，称为"内发丹毒"；发于头面部，称为"抱头火丹"；发于小腿足部，称为"流火"；新生儿多生于臀部，称为"赤游丹毒"。

【治疗】

◆ 中医中药

◎辨证论治

丹毒一般分为风热毒蕴证、肝脾湿火证、湿热毒蕴证、胎火毒蕴证。临床中风热毒蕴证、湿热毒蕴证较常见。

1.风热毒蕴证，好发于头面部，相当于抱头火丹，颜面焮红，肿胀，红斑光亮，多起水疱，伴有痒感。舌苔薄黄，脉浮数。

【治则】疏风清热，凉血解毒。

【方药】普济消毒饮加减。

【组成】黄芩 15g，黄连 10g，牛蒡子 15g，玄参 15g，甘草 10g，桔梗 15g，板蓝根 30g，升麻 10g，马勃 10g，连翘 15g，陈皮 15g，僵蚕 15g，薄荷 10g，水煎，日 1/2 剂，早晚饭后半小时温服。

2.湿热毒蕴证，相当于流火，发于下肢，红肿坚硬，皮肤紧张光亮，附近淋巴结肿大、压痛，重者不能着地，行走不便。舌红，苔黄腻，脉滑数。

【治则】利湿清热解毒。

【方药】五神汤 + 四妙勇安汤 + 四妙散加减。

【组成】金银花 30g，车前子 15g，紫花地丁 30g，牛膝 15g，茯苓 30g，玄参 15g，当归 15g，甘草 10g，苍术 15g，黄柏 15g，薏苡仁 30g，水煎，日 1/2 剂，早晚饭后半小时温服。

【中成药】蜈蚣托毒丸，按说明书口服。

【外治】可先用碘附消毒，然后用消瘀膏外涂，亦可用托瘀散或解毒消肿散以蜂蜜调匀，外敷。

◆ 西医治疗

青霉素疗效最好，连续治疗不少于 2 周。青霉素或头孢类过敏者，可选用大环内酯类药，如红霉素；喹诺酮类药，如环丙沙星治疗。

◇验案举隅◇

韩某，女，62 岁，2020 年 10 月 8 日初诊。

病史：患者自述 1 月前左侧大腿出现大片红斑，肿胀疼痛，伴高热达 40℃，于当地医院就诊，诊断"丹毒"，治疗后好转，现病情反复，症见局部皮肤红肿坚硬，紧张光亮，边界清楚，皮温升高，触痛明显。心绞痛病史半年，2009 年行宫颈癌手术史。饮食、二便尚可，睡眠正常，舌质红，苔薄黄，脉滑数。

【中医诊断】丹毒。

【西医诊断】急性淋巴管炎。

【中医辨证】湿热毒蕴。

【治则】利湿清热解毒。

【方药】金银花 30g，连翘 20g，蒲公英 20g，紫花地丁 20g，苍术 20g，黄柏 20g，炒薏苡仁 30g，川牛膝 20g，茯苓 15g，泽泻 25g，白术 15g，猪苓 15g，丹参 20g，土茯苓 30g，延胡索 20g，当归 20g。7 剂，水煎服，日 1/2 剂，早晚餐后温服。

【外治】自拟解毒消肿膏，每日 2 次，外用。

二诊：2020 年 10 月 26 日，患者局部皮损红肿基本消退，皮温正常，疼痛减轻，仅遗留暗红色色素沉着，饮食、二便尚可，睡眠正常，舌质红，苔白，脉微滑。予以全蝎软膏外用，皮疹脱屑而愈。

【按语】

丹毒多是由溶血性链球菌感染引起的皮肤及皮下组织内淋巴管的急性炎症，《诸病源候论》中载："丹者，人身忽然掀赤，如丹涂之状，故谓之丹。或发于足，或发腹上，如手掌大，皆风热恶毒所为。重者，亦有疮之类，不急治，则痛不可堪，久乃坏烂。"本病好发于下肢，病起突然，发病迅速，皮肤忽然变赤，灼热肿胀，疼痛明显，易于复发。凡发于头面部者，挟有风热；发于胸腹腰胯部者，挟有肝火；发于下肢者，挟有湿热；发于新生儿者，多由胎热火毒所致。

王俊志提出临床治疗丹毒应把握好其病因病机，辨证施治，多以清热凉血解毒为原则，本例患者病在下焦，湿热之证明显，故在应用五神汤清热解毒的基础上，融入四妙散以清利下焦湿热，又以五苓散重利湿邪水气，同时注重其他兼证，加以延胡索止痛，当归、丹参活血，共济利湿清热解毒之功用，药达即愈。外用自拟解毒消肿膏可以清解消肿，通活血络，内外同调，收效甚佳。二诊患者已近痊愈，仅留有色素沉着，故单纯外用全蝎软膏即可。

第九章 杆菌及螺旋体等皮肤病

第一节 梅毒

【概说】

梅毒是由苍白螺旋体引所起的一种慢性经典的性传播疾病，几乎可侵犯全身各器官，并产生多种多样的症状和体征。梅毒也可能很多年无症状而呈潜伏状态。主要通过性交传染。可以通过胎盘传给下一代而发生胎传梅毒。临床一般分为一期梅毒、二期梅毒、三期梅毒和潜伏梅毒。早期主要表现为皮肤黏膜损害，晚期可造成骨骼及眼部、心血管、中枢神经系统等多器官组织的病变。中医称之为"霉疮""疳疮""花柳病"。

【病因病机】

现代医学病因和发病机制：本病的病原体为梅毒螺旋体，亦称苍白螺旋体。由直接或间接途径，梅毒螺旋体经黏膜或破损皮肤进入机体后即在侵入处组织中繁殖，外生殖器处形成硬下疳，成为一期梅毒。由于局部免疫反应，部分螺旋体被消灭，局部损害逐渐消退，成为一期潜伏梅毒。硬下疳消退后约6周，潜伏的螺旋体大量繁殖，进入血液循环，侵入多种组织内，全身皮肤黏膜广泛出现梅毒疹，成为二期梅毒。由于机体的免疫力，皮肤黏膜的梅毒疹也可消退。但当机体的抵抗力低下时，未被消灭的螺旋体仍然可以引起皮损的再发，成为二期复发性梅毒。一、二期梅毒统称为早期梅毒。
2～4年后进入晚期，此期可为无症状的晚期隐性梅毒。如有复发，
则可侵犯任何组织，如皮肤黏膜、神经系统及心血管系统等重要器官，
受累组织内梅毒螺旋体虽少，但具有极大的破坏性而致组织缺损及
功能障碍，成为三期梅毒。孕妇患者，其病原体可经胎盘进入胎儿
血循环，导致胎传梅毒。

中医认为：本病精化染毒即指不洁性交传染，阴器直接感受淫
秽邪毒而致病；气化染毒指非性交传染，如接触患者，接吻、授乳、
同厕、同寝、共食等而感受梅疮毒气；胎传遗毒指系父母患梅毒，
遗毒于胎儿所致。

【传播途径】

未经治疗的梅毒病人在感染后1年内最具有传染性，随着病期
的延长传染性越来越小，到传染后2年通过性接触一般无传染性。

胎传梅毒：妊娠7周时，梅毒螺旋体可通过胎盘使胎儿发生感染。
未经治疗的梅毒妇女，虽然通过性接触已无传染性（病期 >2 年），
但妊娠时仍可传给胎儿，病期越长，传染性越小。患早期梅毒的母
亲发生流产、死产、胎儿先天性梅毒或新生儿死亡率高；患晚期梅
毒的母亲发生胎儿先天性梅毒、死产或者早产者较低。

【临床表现】

根据传播途径及发病情况一般分为后天梅毒与先天梅毒两个类
型。

1. 后天梅毒。

不洁性交后约3周，受染处发生硬下疳，常为单个，无痛无痒，
可自愈。经过2个月以后出现间歇性成批的发疹，数目由多变少，
面积可逐渐变大，颜色为玫瑰红色或暗红或铜红色，压之不褪色；
病程2年以上者可发生肿块，破溃后长期不愈，最后可并发内脏损
害（如心血管及神经系统病变）。

2. 先天梅毒。

本病大多于出生时或生后不久或发生于 7~8 岁或更晚。父母有梅毒史，血清梅毒反应阳性，临床表现无梅毒初疮，多侵犯感官系统（眼、耳、鼻，特别是眼角膜；发育营养障碍，尤其是骨骼方面的营养障碍较显著，如门齿稀疏、短平、胫骨呈马刀形），皮肤发疹为多形多样，如斑疹、丘疹、脓疱、糜烂、溃疡等，慢性经过，难以治愈。

【治疗】

◆中医中药

◎辨证论治

辨证：湿热毒蕴证。

【治则】清热解毒利湿。

【方药】五味消毒饮合萆薢渗湿汤加减。

【组成】金银花 30g，野菊花 30g，蒲公英 15g，紫花地丁 15g，连翘 15g，萆薢 15g，赤茯苓 15g，薏苡仁 30g，泽泻 15g，黄柏 15g，小通草 15g，牡丹皮 15g，滑石 15g，土茯苓 50g，水煎，日 1/2 剂，早晚饭后半小时温服。

◆西医治疗

青霉素 G 是梅毒首选药物，常用有苄星青霉素 G 和水剂青霉素 G。青霉素过敏者，可选用头孢曲松钠、四环素类药和大环内酯类药替代治疗。孕妇、儿童、肝肾功能不全者禁用四环素类药物。

第二节 颜面播散性粟粒性狼疮

【概说】

播散性颜面粟粒性狼疮是一种发生在颜面部的慢性皮肤病。其特点为面部对称性红色小结节，下眼睑常融合成堤状，愈合后留萎缩瘢痕。好发于青年男性。过去认为本病是一种经血行播散的皮肤结核，但因无确切结核感染的证据，抗结核治疗基本无效，且抗结核治疗可带来诸多副作用。皮损又可自行消退，故目前认为与结核感染基本无关。

【病因病机】

现代医学认为本病的发病原因尚不明确，有些学者认为本病的发生与结核杆菌有关，但尚有争议。

中医学认为本病：是由于肺肾阴虚，痰热蕴结肌肤，日久肉腐，气血凝滞所致。王俊志认为本病患者多为湿热之体，湿热循经上行头面，上焦血热瘀滞，痰热内生，郁阻肌肤而成。

【治疗】

◆中医中药

◎辨证论治

【辨证】上焦血热瘀滞，痰热蕴结证。

【治则】清热凉血散瘀。

【方药】平痤方合消瘰汤加减。

【组成】黄芩 15g，白花蛇舌草 30g，金银花 20g，连翘 15g，赤芍 20g，牡丹皮 15g，甘草 10g，知母 15g，丹参 20g，石膏 30g，枇杷叶 15g，浙贝母 15g，玄参 15g，牡蛎 30g，夏枯草 15g，桑白皮 15g，半夏 15g，三棱 15g，莪术 15g，皂角刺 15g，水煎，日 1/2 剂，早晚饭后半小时温服。

【中成药】升角丸、解毒百令丸、五海瘿瘤丸，按说明书口服。

【外治】解毒消肿散加蜂蜜调匀，外敷 20 ~ 30 分钟。

◆西医治疗

乳酸依沙吖啶(黄药水)湿敷加红霉素软膏或克痤隐酮凝胶外用。

第十章 虫类所致皮肤病

第一节 疥疮

【概说】

疥疮是由疥螨在人体皮肤表皮层内引起的接触性传染病性皮肤病。疥虫多在手指缝及其两侧、腕屈面、肘窝、脐周、腰围、下腹部、生殖器、腹股沟及股上部内侧等处活动，自觉奇痒，夜间加重，阴囊结节，以手指缝处发现皮损最为重要。本病下肢、头面部很少发生。中医亦称之为"疥疮"。

【病因病机】

现代医学病因和发病机制：疥疮由人型疥螨通过直接接触（包括性接触）而传染，如同卧一床、握手等，但疥螨除在人身上活动外，还可在衣服、被褥、床单、枕巾、毛巾上生存，在家庭或集体单位中相互传染，先后多人同患此病。

中医认为本病因虫毒湿热，结聚肌肤所致。或直接接触疥疮患者，或使用病人的衣、被、用具等，由疥虫传染而得，或由疥虫寄生的动物与人密切接触而感染。

【治疗】

◆中医中药

◎辨证论治

一般不需内治，外治即可。

【外治】

止痒 2 号方（黄柏 50g，苦参 50g，白鲜皮 50g，枯矾 50g，蛇床子 30g，生百部 30g，川椒 25g，当归 25g，防风 15g）水煎加 50° 白酒 500ml 外洗，后涂癣疥灵或 10%~15% 的硫黄膏，4 天 1 个疗程，4 天后接触的内衣、被服等，烫洗 10 分钟，洗澡换新，一般 3~4 个疗程可痊愈。如果化脓则称为脓疥，治以癣疥灵配合全蝎软膏外用。

◇验案举隅◇

吴某，男，19 岁，2020 年 10 月 9 日初诊。

病史：患者 10 天前于公共浴池沐浴后，右手指缝及阴囊等部位逐渐出现红色小丘疹、丘疱疹、隧道和结节，瘙痒剧烈，夜间尤甚，共同生活的亲属近日亦出现相似症状，平素饮食不规律，睡眠不佳，小便正常，大便黏腻，舌质红，苔白，脉滑数。

【中医诊断】疥疮。

【西医诊断】疥疮。

【中医辨证】虫毒证。

【治则】解毒杀虫止痒。

【外治】①百部 20g，蛇床子 20g，南鹤虱 20g，黄柏 20g，川椒 30g，枯矾 20g，苦参 20g。8 剂水煎外洗，加入 75% 酒精，日 1 次。

②20% 硫黄软膏，外用。

治疗 4 天 1 个疗程，4 天后接触的内衣、被服等，烫洗 10 分钟，洗澡换新，家属应积极分居治疗，消毒隔离。

二诊：2020 年 10 月 17 日，自述瘙痒等明显缓解，继续治疗 8 天后，停药观察 1 周，无新发皮疹，疾病疗愈。

【按语】

疥疮是俗称"闹疮""疳疮""癞疮"，是由疥虫寄生在人体皮肤表皮层内引起的一种接触性传染性皮肤病。疥虫属于螨类，故又称疥螨，寄生于人和哺乳动物的皮肤内，《疮病诸侯疥侯》中云"疥者，有数种，……多生手足，乃至遍体。"王俊志认为该病一般无须内治，自拟止痒外洗方，以百部、蛇床子、南鹤虱、枯矾、川椒解毒杀虫，黄柏、苦参燥湿止痒，又加入 75% 酒精，增强止痒之力，药专力宏。治疗结束后，需要停药观察 1~2 周，若无新发皮损，则疾病治愈，疥疮的预防也尤为重要，首先应注意个人卫生，勤洗澡、勤换衣、勤晒被褥，不与患者同居、握手，不使用患者的衣服、被褥等，发现病情时治疗应及时，避免疥螨的繁殖和传播。

第二节　丘疹性荨麻疹

【概说】

丘疹性荨麻疹又名荨麻疹样苔藓、婴儿苔藓。春秋季发生较多。本病是一个以症状特点而命名的疾病，实际上本病即为虫咬症。与中医文献中的"土风疮"相类似。其特征为圆形、椭圆形或纺锤形的红色风团样丘疹，顶端有水疱。

【病因病机】

现代医学病因和发病机制：本病与昆虫叮咬有关，是一种迟发性过敏反应。

中医认为本病因外感风邪，湿热内蕴，兼昆虫咬伤，毒邪内侵皮肤而成；或因过敏体质，有鱼虾食物、肠寄生虫等过敏所致。

【治疗】

◆中医中药

◎辨证论治

急性期—风热蕴肤证：皮损多发于躯干，四肢伸侧。群集或散在。为绿豆至花生米大小略带纺锤形的红色风团样损害，顶端常有小水疱，有的发生后不久便成为半球形隆起的紧张性大水疱，内容物清，周围无红晕。一般幼儿患者红肿显著，常有剧痒而影响睡眠。

【治则】祛风清热。

【方药】消风散合五味消毒饮加减。

【组成】荆芥 15g，防风 15g，蝉蜕 15g，火麻仁 20~30g，苦参 20g，苍术 15g，石膏 20~30g，知母 15g，牛蒡子 15g，小通草 10g，当归 15g，生地黄 20g，生甘草 10g，金银花 30g，野菊花 15g，蒲公英 20g，紫花地丁 20g，水煎，日 1/2 剂，早晚饭后半小时温服。

【中成药】防风通圣丸，按说明书口服。

【外治】先外用湿疹皮炎涂搽，之后外涂全蝎软膏和蜈黛软膏，或芩柏膏。

第三节　虫咬皮炎

【概说】

虫咬皮炎是被致病虫类叮咬，接触其毒液或虫体的毒毛而引起的一种皮炎。

【病因病机】

中医认为本病因毒虫咬伤，皮破染毒而成。

【治疗】

◆中医中药

◎辨证论治

同丘疹性荨麻疹。

◆单方成药

清热化毒丸，按说明书口服。

【外治】

蚊虫叮咬后，病情较轻者，可用肥皂水清洗，之后外涂全蝎软膏；

或先外用洁尔阴或湿疹皮炎涂搽，再用全蝎软膏外搽。

争取及时治疗，即可迅速治愈，避免炎症加重。

◇验案举隅◇

郭某，男，50岁，2020年10月9日初诊。

病史：患者自述3天前因毒虫叮咬后左侧肘部出现红色丘疹，中心见针头大小的水疱，伴瘙痒，未予重视，自行外用多种药膏，具体成分不详，症状有所缓解，但病情时有反复，遂来我院就诊。饮食、二便尚可，睡眠正常，舌红，苔厚腻，脉弦滑。

中医诊断：毒虫咬伤。

西医诊断：虫咬性皮炎。

中医辨证：风热蕴肤证。

【治则】祛风清热解毒。

【外治】①自拟马齿苋洗剂，每日2次，外用。

②科蔓多凝胶＋蜈黛软膏，每日2次，外用。

【按语】

虫咬性皮炎多是由于恶虫刺咬，伤及肌肤，染毒而成，一般无须内服药物，外用治疗即可收效显著，若治疗及时，可以迅速治愈，避免炎症加重。王俊志以自拟马齿苋洗剂，发挥清热解毒止痒的功效，且在药理作用上可以协同抗过敏、消炎，本病例因毒虫咬伤后出现红斑水疱伴瘙痒的湿疹皮损表现，故配合科蔓多凝胶和蜈黛软膏消炎解毒除湿，且二者混合应用，肤感温和，安全性高，共同作用以解虫毒，消痛痒，安肌肤。

第十一章 湿疹和皮炎

第一节 湿疹

【概说】

湿疹是由多种因素引起的一种具有明显渗出倾向的皮肤炎症，皮疹多样，以红斑、丘疹、水疱为主，慢性期则局限而有浸润和肥厚。临床特点为皮损对称性分布，多行性损害，剧烈瘙痒，有渗出倾向，反复发作，易成慢性等。分为急性、亚急性、慢性。中医称之为"湿疮"。

【病因病机】

现代医学病因和发病机制：湿疹主要是第Ⅳ型变态反应。湿疹病因复杂，有内在因素如慢性消化道炎症、精神紧张、过度疲劳、情绪变化等；外在因素如生活环境、气候条件等。二者相互影响，产生或加重湿疹。

中医认为本病是禀赋不耐，情志失宜，饮食失节，脾胃受损，失其健运，湿热内生，湿热之邪浸淫肌肤所致。急性者以湿热为主；亚急性湿热夹杂脾虚；慢性者则由于久病耗血伤阴，血虚生风化燥。王俊志认为本病脾虚湿盛为本，心火、肝火为标。并且脾虚湿盛的这一病机贯穿湿疮疾病整个病程。患者素体脾虚，湿邪内生，情志失于调摄则生肝火、心火。火热之邪与内生湿邪相结，犯溢肌肤所致。

根据不同部位，有不同命名，发生于阴囊者，为"肾囊风"；

发生于耳部，为"旋耳疮"；发生于乳头部，为"乳头风"；发于肘、膝弯曲部，称为"四弯风"等。

【治疗】

◆中医中药

◎辨证论治

1.急性期—湿热兼血热证：相当于急性湿疹。皮疹多为密集丘疹、丘疱疹、水疱，基底潮红，有明显渗出倾向。舌红，苔黄腻，脉滑。

【治则】以清利湿热、凉血为主，健脾利湿为辅。

【方药】湿疹1号方＋白鲜皮30g，地肤子30g，陈皮15g，炒白术15g，赤芍15g，牡丹皮15g/白茅根30g/仙鹤草30g，茜草15g。

【组成】龙胆草10g，栀子15g，黄芩15g，柴胡15g，生地15g，车前子15g，泽泻15g，小通草10g，甘草10g，当归10g，白鲜皮30g，地肤子30g，陈皮15g，炒白术15g，赤芍15g，牡丹皮15g，白茅根30g，仙鹤草30g，茜草15g，水煎，日1/2剂，早晚饭后半小时温服。

【中成药】龙胆泻肝胶囊，按说明书口服。

【外治】颜面部用龙胆草、生甘草各30g，水煎冷湿敷；四肢躯干等部位用上两味加马齿苋30g或单用马齿苋30g，水煎加盐冷湿敷，或外用湿疹皮炎膏剂涂搽。当渗出明显时采用湿敷方法，当渗出不明显时涂搽即可。湿敷10~15分钟，自然晾干，外用科蔓多凝胶涂搽。

注：茜草具有凉血止血作用，故育龄期女性，若月经量多或者月经先期时，可加入茜草；若月经量少或月经后期时，不可加入。老年患者因体弱，不可过用寒凉之品，内治多用丹栀逍遥汤＋草薢渗湿汤＋莲子心15g（牡丹皮15g，栀子15g，当归15g，白芍20g，柴胡15g，茯苓20g，生白术20~30g，甘草10g，草薢15g，薏苡仁30g，黄柏15g，赤茯苓15g，泽泻15g，滑石20g，小通草10g，莲子心15g）。

2. 亚急性期—湿热并重（脾虚湿盛，兼杂湿热。湿、热相当）：相当于亚急性期湿疹。急性期过后或急性湿疹处理不当，病情迁延，皮损为丘疹，脱屑，淡红斑或淡暗斑片。舌略红或淡胖，苔腻，脉弦滑。

【治则】清热利湿佐以健脾。

【方药】湿疹 2 号 + 湿疹 1 号方。

【组成】龙胆草 10g，栀子 15g，黄芩 15g，柴胡 15g，生地 15g，车前子 15g，小通草 10g，甘草 10g，当归 10g，陈皮 15g，苍术 15g，厚朴 15g，猪苓 15g，白术 15g，泽泻 25g，水煎，日 1/2 剂，早晚饭后半小时温服。

【外治】同急性期。

3. 慢性期—脾虚湿蕴证：相当于慢性湿疹，发病缓慢，皮损潮红，可伴有丘疹、鳞屑、瘙痒；伴纳少，腹胀便溏，易疲乏。苔白腻，脉濡缓。

【治则】健脾利湿止痒。

【方药】湿疹 2 号加减。

【组成】陈皮 15g，苍术 15g，厚朴 15g，猪苓 15g，白术 15g，泽泻 25g，水煎，日 1/2 剂，早晚饭后半小时温服。

4. 慢性期—阴虚内热兼脾气虚证（久病伤阴或医者治疗本病过用寒凉之品，伤及阴津而成）：相当于慢性湿疹。急性或亚急性湿疹失治误治，反复发作而成慢性湿疹，皮损处皮肤增厚，浸润性，颜色暗红或淡暗，表面粗糙脱屑。舌淡，舌体胖大，脉滑或细数。

【治则】补气健脾，滋阴清热。

【方药】湿疹 3 号，加生地 20 ~ 30g，玄参 15g，麦冬 15g，当归 15g 等。

【组成】生地 30g，玄参 15g，当归 15g，丹参 15g，茯苓 15g，白鲜皮 15g，蛇床子 15g，陈皮 10g，泽泻 15g，麦冬 15g，当归 15g，水煎，日 1/2 剂，早晚饭后半小时温服。

5. 特殊类型湿疹。

（1）角化型湿疹。中医认为其病机为：脾虚为本，久病伤及阴液，阴虚内热证。口服可用湿疹 2 号（陈皮 15g，苍术 15g，厚朴 15g，猪苓 15g，白术 15g，泽泻 25g）加玄参 15g 等滋阴清热药加减。医院自制药：硫黄膏加尿素软膏／科蔓多凝胶调匀外用。

（2）坠积性湿疹。急性期湿热下注证，四妙散＋湿疹 1 号方（黄柏 15g，苍术 15g，薏苡仁 30g，川牛膝 10g，龙胆草 10g，栀子 15g，黄芩 15g，柴胡 15g，生地 15g，车前子 15g，泽泻 15g，小通草 10g，甘草 10g，当归 10g）加减；亚急性期、慢性期脉络瘀阻证，四妙散＋补阳还五汤去红花（黄柏 15g，苍术 15g，薏苡仁 30g，川牛膝 10g，赤芍 15g，当归 20g，地龙 15g，黄芪 50g，桃仁 10g）加减。

（3）婴儿湿疹。医院自制药：解毒散、清热泻脾散，清心脾积热。为避免伤及小儿脾胃，致食积，加消胀保和散。按照小儿每 1 岁增加 0.5g 口服，以大便通畅为度。外用龙胆草 50g、生甘草 50g，洗浴用，以清内热，外涂科蔓多凝胶。

（4）阴囊，肛周湿疹可外用，医院自制药：全蝎软膏。身体其他部位湿疹，则不宜使用。

注：无论哪种情况的湿疹，均应加陈皮 15g、炒白术 15g，以健脾除湿，且无助热之弊。痒重加苦参 20g、白鲜皮 30g、地肤子 20g；眠差加生龙骨 30g（先煎）、牡蛎 30g（先煎）。当患者症状较重时可选用抗组胺药，如盐酸依匹斯汀胶囊等。

◇验案举隅◇

湿疹验案一：

张某，男，30 岁，2020 年 10 月 9 日初诊。

病史：患者自述 1 月前无明显诱因，躯干四肢散在出现红斑丘疹，伴剧烈瘙痒，呈对称发布，于当地医院诊断为"湿疹"，患者外用激素类药膏，口服氯雷他定片、盐酸西替利嗪片，症状有所缓解，但病情反复发作，遂来我院就诊。现患者躯干四肢散在红斑丘疹，境界不清，对称发布，部分皮疹搔抓后有少量渗出，瘙痒严重，皮损周围可见抓痕、结痂及少量脱屑。饮食欠佳，睡眠一般，小便黄，大便干，舌质红，苔黄，脉滑数。

【中医诊断】湿疮。

【西医诊断】湿疹。

【中医辨证】湿热兼血热证。

【治则】清热利湿凉血。

【方药】龙胆草10g，栀子15g，黄芩15g，柴胡15g，生地15g，车前子15g，泽泻15g，小通草10g，甘草10g，当归10g，白鲜皮30g，地肤子30g，陈皮15g，炒白术15g，赤芍15g，牡丹皮15g，茜草15g。7剂，水煎服，日1/2剂，早晚饭后半小时温服。

【外治】①自拟马齿苋洗剂，每日2次，外用。

②科蔓多凝胶＋蜈黛软膏，每日2次，外用。

二诊：2020年10月23日，服上方7剂，患者局部皮损红斑丘疹颜色变暗，渗出有所缓解，瘙痒减轻，饮食尚可，睡眠一般，大便干，舌质红，苔白，脉滑数。上方加大黄5g（后下），丹参15g，茯苓30g。7剂，水煎服，日1/2剂，早晚饭后半小时温服。外用同前。

三诊：2020年11月7日，续服上方7剂，患者自诉皮损处红斑丘疹几近消退，偶尔瘙痒，但可以忍受，无渗出，表面见少许脱屑，纳眠尚可，二便正常，舌红，苔白，脉滑。上方减大黄、龙胆草、黄芩，加山药30g。续服5剂水煎，日1/2剂，早晚饭后半小时温服，巩固疗效。外用科蔓多凝胶消炎保湿即可。

湿疹验案二：

赵某，男，58岁，2020年12月7日初诊。

病史：患者周身散在出现红斑丘疹1年余，伴剧烈瘙痒，呈对称发布，被多地医院诊断为"湿疹"，采用多种中西医药物治疗，皮损迁延，反复发作，时轻时重。现患者周身散在红斑丘疹，颜色偏深，境界不清，部分皮损粗糙肥厚伴抓痕、鳞屑。饮食欠佳，睡眠不佳，小便正常，大便黏腻，舌胖大，有齿痕，苔厚腻，脉滑。

【中医诊断】湿疮。

【西医诊断】慢性湿疹。

【中医辨证】脾虚湿蕴证。

【治则】健脾利湿止痒。

【方药】陈皮15g，苍术15g，厚朴15g，猪苓15g，茯苓30g，白术30g，泽泻25g，当归20g，白鲜皮30g，地肤子30g，白芍15g，山药30g，炙甘草10g。7剂，水煎服，日1/2剂，早晚饭后半小时温服。

【外治】①自拟马齿苋洗剂，加盐适量，每日2次，外用。

②科蔓多凝胶＋羌月乳膏，每日2次，外用。

二诊：2020年12月21日，服上方7剂，患者局部皮损变薄，颜色变浅，瘙痒减轻，饮食尚可，睡眠一般，二便尚可，舌体胖大略缓解，苔白腻，脉滑。上方加龙骨、牡蛎各30g（后下），赤芍15g，牡丹皮15g，薏苡仁30g，苦参20g。7剂，水煎服，日1/2剂，早晚饭后半小时温服。外用同前。

三诊：2021年1月4日，续服上方7剂，患者自诉因饮酒，食用辛辣食物，病情出现反复，出现新发红斑丘疹伴瘙痒，但无渗出，纳眠尚可，二便正常，舌红，苔厚腻，脉滑数。

【方药】羌活15g，甘草15g，茵陈15g，防风15g，苍术15g，当归20g，知母15g，猪苓15g，泽泻15g，升麻15g，白术15g，黄芩15g，葛根15g，苦参20g，独活15g，白鲜皮30g，地肤子30g，党参20g，茯苓20g，炙甘草10g。7剂，水煎服，日1/2剂，早晚饭后半小时温服。外用同前。

四诊：2021年1月18日，服上方7剂，患者皮损红斑丘疹基本消退，瘙痒减轻，饮食尚可，睡眠正常，二便尚可，舌红，苔白腻，脉滑。续服7剂水煎服，日1/2剂，早晚饭后半小时温服，巩固疗效。外用科蔓多凝胶即可。

【按语】

《外科秘录》有云："湿毒之疮，多生于两足……其何故也该湿从下受，而两足亲于地，故先受于地。"《疡科心得集》云："湿毒疮……此因脾胃亏损，湿热下注，以致肌肉不仁而成，又或因暴风疾雨，寒湿暑热侵入肌肤所致。"王俊志认为脾虚湿盛为病机根本，贯穿湿疮疾病整个病程。急性期以湿热为主，慢性期则脾虚湿蕴，血虚风燥而致。治疗上急性期以清热利湿凉血，如验案一，以龙胆泻肝汤加减化裁，清利肝经湿热，加入陈皮、炒白术健脾利湿；白鲜皮、地肤子以祛风止痒，赤芍、牡丹皮、茜草清热凉血。急则治标，收效明显，诊后热邪已清，恐苦寒太过，反伤脾胃正气，故去龙胆草、黄芩等寒凉之品，以山药、茯苓健脾扶正，善后无虞。而慢性期的湿疹如验案二，在治疗中多以健脾利湿止痒为法则，以除湿胃苓汤加减，去温热辛散的桂枝，加以健脾祛风之品，同时辅以外用药物，兼顾疗效与肤感，达祛湿止痒之功，而平肌肤之疾。王俊志认为在湿疹的治疗中，饮食、作息、情志的调整也是关键的一环，疾病的反复发作，病程缠绵多由于此，故在药物治疗的基础上，注重指导和调整患者的生活习惯与作息也尤为重要。

第二节 静脉曲张性湿疹

【概说】

静脉曲张性湿疹即小腿湿疹，多发生于胫前或侧面，常呈对称性、亚急性或慢性表现。若伴有慢性小腿溃疡者，称为静脉曲张综合征。中医称之为"湿毒疮"。

【病因病机】

现代医学病因和发病机制：由于静脉曲张而致下肢静脉循环障碍，慢性瘀血，故多发生在小腿下 1/3 处。

中医认为本病因下焦湿热毒染而成。

【治疗】

◆中医中药

◎辨证论治

同坠积性湿疹。

◇验案举隅◇

吴某，男，87岁，2020年11月23日初诊。

病史：患者双侧小腿处暗红色斑疹，伴瘙痒3月余，无水疱渗出，存在表浅静脉曲张，皮肤肿胀灼热，蔓延成片，糖尿病史10余年，心脏支架植入史3年。纳眠尚可，小便正常，大便干燥，舌质紫黯，苔厚腻，脉涩。

【中医诊断】湿毒疮。

【西医诊断】静脉曲张性湿疹。

【中医辨证】脉络瘀阻证。

【治则】活血化瘀，利湿解毒。

【方药】黄柏15g，苍术15g，薏苡仁30g，川牛膝10g，赤芍15g，当归20g，地龙15g，黄芪50g，桃仁10g，大黄后下10g，山药30g，白术15g，土茯苓30g，白鲜皮20g，地肤子20g。7剂，水煎服，日1/2剂，早晚饭后半小时温服。

【外治】①复方黄柏液，每日2次，外用。

②紫草油＋三黄止痒散＋托瘀散，每日2次，外用。

二诊：2020年12月6日，服上方7剂，患者局部皮损颜色变淡，瘙痒减轻，肿胀缓解，皮温略高，纳眠正常，二便尚可，舌质紫黯，苔白，脉涩。上方去大黄，加玄参15g，泽泻15g，茯苓30g。7剂，水煎服，日1/2剂，早晚饭后半小时温服。外用同前。

三诊：2020年12月20日，续服上方7剂，患者皮损颜色基本恢复，偶瘙痒，伴少量脱屑，皮温正常，无肿胀，纳眠尚可，二便正常，舌红，苔白，脉涩。守上方，7剂，水煎服，日1/2剂，早晚饭后半小时温服，巩固疗效。外用全蝎软膏。

【按语】

静脉曲张性湿疹又称重力性湿疹，是湿疹的特殊类型。《圣济总录》中云："若风湿毒气乘之，则荣卫凝滞、稽留不行，气脉下注于脚膝胫间。故令皮肤肿硬，结核成疮。"王俊志认为脉络瘀阻，下焦湿热染毒为主要病机，故在治疗上清利湿热和活血化瘀并重，方药以四妙散合补阳还五汤配伍而成，同时顾护脾胃，宿除生湿之源。辅以外治药物，加速皮损恢复，使湿毒清、瘀滞消，而诸证除。

第三节　特应性皮炎

【概说】

特应性皮炎又称异位性皮炎、遗传过敏性皮炎，是一种具有遗传倾向的过敏性皮肤病。其临床特征为：因年龄不同而皮损不同，反复发作，时轻时重，个人或家族中伴有哮喘、过敏性鼻炎等变态反应性疾病，血液中检查出特殊抗体。中医文献中的"奶癣"和"四弯风"是本病不同阶段的临床表现。

【病因病机】

现代医学病因和发病机制：本病与遗传密切相关，免疫缺陷，易受病毒、细菌感染，再加上体质过敏，大多数可伴发其他过敏性疾病。

中医认为本病因先天不足，禀性不耐，脾失健运，湿热内生，复感风湿热邪，蕴积肌肤而成；或反复发作，病久不愈，耗伤阴液，营血不足，血虚风燥，肌肤失养所致。

【治疗】

◆ 中医中药

◎辨证论治

1. 婴儿期 / 儿童期多见急性期：面部、躯干部、四肢红斑、丘疹，伴有糜烂渗液，哭闹不安，可伴有大便干燥，小便短赤。

【治疗】同婴儿湿疹。

2. 青年期 / 成人期多见慢性期：皮肤干燥，肘窝、腘窝等部位可见苔藓样变，身体其他部位可散见苔藓样变或结节性痒疹皮损，伴有脱屑、瘙痒。患者多烦躁不安，眠差，形体偏瘦，大便干燥。

【治疗】同慢性湿疹阴虚内热兼脾气虚证。

若青年期/成人期患者出现急性发作时，治疗同急性湿疹。

◇验案举隅◇

患者张某，女，6岁，2020年06月25日初诊。

病史：患者自述周身皮肤散在丘疹、渗液、瘙痒，反复发作4年余。曾使用多种激素药物治疗，往往停药后迅速反弹。1周前患者皮疹再次加重，外用复方氟米松软膏治疗，症状缓解不明显，现患者双肘窝、腘窝、躯干部多发浸润性斑片伴红色丘疹，境界不清，伴有渗液、抓痕、血痂及色素沉着，皮肤灼热、瘙痒剧烈，睡眠欠佳，饮食尚可，二便调，舌红，苔黄，脉滑数。

【中医诊断】湿疮。

【西医诊断】特应性皮炎（急性期）。

【中医辨证】湿热兼血热证。

【治则】清热解毒，健脾除湿。

【处置】①药浴：龙胆草30g，生甘草30g，马齿苋30g，15剂，水煎，温水浴。

②解毒散6盒，2g/次，日3次口服；清热泻脾散6盒，2g/次，日3次口服；消胀保和散6盒，2g/次，日3次口服。

【外治】科蔓多凝胶2支，日3次外用。

二诊：患者双肘窝、腘窝、躯干部皮疹减轻，渗液、丘疹减少，伴有抓痕、血痂及色素沉着，皮肤灼热明显减轻，仍瘙痒，睡眠渐安，饮食尚可，大便略稀，小便正常，舌红，苔黄，脉滑。

【处置】①药浴：上方加苦参30g，15剂，水煎，温水浴。

②口服药同前。

③外治同前。

三诊：患者双肘窝、腘窝、躯干部皮疹明显减轻，渗液、丘疹基本消退，伴有血痂逐渐脱落及色素沉着，皮肤灼热消退、瘙痒明显减轻，睡眠正常，饮食尚可，大便略稀，小便正常，舌淡红，苔薄黄，脉小滑。

【处置】治法同前。

患者之后未再复诊，随访 3 个月患者特应性皮炎未再复发。

【按语】

本案特应性皮炎。王俊志认为本案患者主因为先天禀赋不耐，脾虚失运，湿热内生，复感风湿热邪，蕴积肌肤而成。药浴能够帮助皮损修复，改善特应性皮炎的皮肤状态，增强皮肤屏障功能。方中龙胆草、甘草清热解毒，润肤止痒；马齿苋清热解毒收湿；三药合用清热解毒、除湿止痒，解除皮肤炎症状态。内服解毒散、清热泻脾散、消胀保和散以清热解毒，健脾除湿，配合外用科蔓多凝胶，性质温和，促进角质层修复。二诊患者症状减轻，在原药浴方基础上加入苦参增加除湿止痒之功，促进痊愈。三诊患者症状明显减轻，效不更方。本案内服药物调整机体状态，外用药物改善皮肤环境，合内外，顾标本，疗效显著。

第四节　接触性皮炎

【概说】

接触性皮炎是皮肤或黏膜单次或多次接触外源性物质后，在接触部位甚至以外的部位发生的炎症性反应。表现为红斑、肿胀、丘疹、水疱、甚至大疱等。与中医文献中的"漆疮""马桶疮""膏药风""花粉疮"类似。

【病因病机】

现代医学病因和发病机制：接触性皮炎的发生原因，可分为原发性刺激和变态反应两种。发病机制非常复杂，目前尚未完全阐明。

中医认为本病因素体禀性过敏，邪毒蕴郁肌肤所致。

【治疗】

一般无须内服中药，停止接触可疑致敏物。严重时可服用或静点激素。

◆中医中药

◎辨证论治

急性期—湿热毒蕴证：皮疹一般为红斑、肿胀、丘疹、水疱或大疱、糜烂、渗出等，一个时期内以某一种皮损为主。

【治则】清热凉血，解毒利湿。

【方药】萆薢渗湿汤＋犀角地黄汤＋五味消毒饮加减。

【组成】萆薢15g，薏苡仁30g，黄柏15g，赤茯苓15g，牡丹皮15g，泽泻15g，滑石20g，小通草10g，水牛角30g（先煎），生地黄20g，赤芍15g，牡丹皮15g，金银花30g，野菊花20g，蒲公英20g，紫花地丁20g，紫背天葵子15g，水煎，日1/2剂，早晚饭后半小时温服。

【外治】马齿苋30g，龙胆草30g，甘草30g，水煎，加盐冷湿敷。

◇验案举隅◇

患者谢某某，女，25岁，2021年06月25日初诊。

病史：患者自述右上肢小臂出现肿胀、密集水疱，伴灼热疼痛1天。2天前右上肢小臂意外接触新油漆扶手，数小时后接触部位红斑，灼热瘙痒，外用皮炎平后未见明显缓解，次日整个小臂出现肿胀、水疱，伴灼热疼痛。于当地诊所就诊，给予口服盐酸西替利嗪片，外用炉甘石洗剂，症状缓解不明显。现患者右上肢小臂皮肤潮红、肿胀、密集水疱，伴灼热疼痛，有少量淡黄色渗出物，睡眠正常，月经正常，饮食尚可，大便正常，小便黄，舌尖红，苔黄，脉滑数。

【中医诊断】漆疮。

【西医诊断】接触性皮炎（急性期）。

【中医辨证】湿热毒蕴证。

【治则】清热凉血，解毒利湿。

【处置】①中药汤剂：萆薢 15g，薏苡仁 30g，黄柏 15g，赤茯苓 15g，泽泻 15g，滑石 20g，小通草 10g，生地黄 20g，赤芍 15g，牡丹皮 15g，金银花 30g，陈皮 15g，苍术 15g，生白术 30g，山药 30g。4 剂，水煎服，日 1/2 剂早晚饭后半小时内温服。

②外治法：马齿苋 30g，龙胆草 30g，甘草 30g。水煎冷湿敷。

③嘱患者以后远离新油漆。

二诊：患者右上肢小臂皮肤肿胀消退，水疱消失，肤色偏红，皮温略高，疼痛感消失，有部分结痂，睡眠正常，月经正常，饮食尚可，二便调，舌尖红，苔薄白，脉小滑。

【处置】①皮肤病血毒片 2 盒，6 片 / 次，日 2 次饭后半小时内口服。

②外治法同前。

③嘱患者以后远离新油漆。

【按语】

本案接触性皮炎。王俊志认为本案患者先天禀赋不足，复受漆毒损伤，湿热蕴阻于肌肤而成，治疗以萆薢渗湿汤加减清热凉血，解毒利湿。方中萆薢、薏苡仁健脾渗湿；黄柏清热燥湿解毒；赤茯苓、泽泻、滑石、小通草清利湿热；生地黄、赤芍、牡丹皮清热凉血化瘀；金银花清热解毒；陈皮、苍术、生白术、山药健脾除湿；配合外用马齿苋、龙胆草、甘草冷湿敷清热解毒、燥湿止痒，直达病所。二诊患者症状基本消退遂改用皮肤病血毒片清热解毒凉血以收工。本案患者由于接触致敏物质而感染，首先应当远离过敏源，再结合清热除湿、凉血解毒之法，清除湿热、血热之邪，方能迅速痊愈。

第五节 激素依赖性皮炎

【概说】

激素依赖性皮炎是由于长期外用糖皮质激素制剂导致皮肤屏障受损，造成皮肤敏感，或原有皮肤病复发、加重的一种皮肤炎症性皮肤病。临床表现为皮肤红斑、丘疹、肿胀、瘙痒、刺痛、灼热、紧绷等，有对激素依赖，反复发作的特点，影响患者容貌及身心健康。

【病因病机】

现代医学病因和发病机制：长期反复使用激素，抑制表皮细胞增殖分化，导致角质层细胞减少及功能异常，破坏皮肤屏障，从而出现一系列的炎症反应。

中医认为本病因素体禀性过敏，邪毒蕴郁肌肤所致。

【治疗】

◆中医中药

◎辨证论治

急性期—血热毒蕴证：皮损一般颜色鲜红，伴瘙痒、刺痛、肿胀、灼热、紧绷等。

【治则】清营凉血，邪热化毒。

【方药】皮炎汤加减。

【组成】生地 30g，牡丹皮 15g，赤芍 20g，玄参 15g，紫草15g，大青叶 15g，连翘 15g，白茅根 30g，生石膏 30g，黄芩 15g，知母 15g，滑石 20g，水煎，日 1/2 剂，早晚饭后半小时温服。

【外治】①龙胆草 30g，甘草 30g，水煎冷湿敷。

②贝复新、科蔓多凝胶。

◇验案举隅◇

张某，女，58岁，2021年2月18日初诊。

病史：面部红斑、丘疹，灼热潮红，紧绷瘙痒，5月余。患者自诉长期使用祛斑药膏（具体不详）后皮肤易敏，毛细血管扩张，瘙痒肿胀，反复发作。饮食尚可，大便干燥，舌质红，苔黄厚，脉滑数。

【西医诊断】激素依赖性皮炎。

【中医辨证】血热毒蕴证。

【治则】清营凉血，邪热化毒。

【方药】生地30g，牡丹皮15g，赤芍20g，玄参15g，大青叶25g，金银花20g，连翘15g，白茅根30g，桑白皮30g，生石膏30g，黄芩15g，知母15g，滑石20g，7剂水煎服，日1/2剂，早晚餐后半小时温服。

外治：龙胆草30g，甘草30g，水煎冷湿敷，日2次，每次15分钟；贝复新（重组牛碱性成纤维细胞生长因子外用凝胶），外用日2次。

二诊：皮疹颜色变淡，瘙痒感减轻，大便通，舌质红，苔黄，脉数。

【处置】继服上方，7剂；外治同前。

三诊：皮疹颜色淡，丘疹平，无瘙痒、紧绷、肿胀，皮肤干燥脱屑。舌红少津，苔薄，脉数。

【处置】上方去大青叶、金银花、连翘，加麦冬15g，玄参15~20g，7剂；外用贝复新、科蔓多凝胶。

四诊：皮肤恢复正常状态，近痊愈，舌淡红，苔薄，脉数。

【处置】嘱患者注意面部保湿与防护，勿滥用外用药膏及化妆品，随诊。

【按语】

本案激素依赖性皮炎，皮炎汤加减，出自《朱仁康临床经验集》，由犀角地黄汤、白虎汤化裁而来。本案患者疑似久用含激素成分药膏，药毒侵袭腠理，破坏皮肤卫外功能，复感外邪，化热生风，浸淫血脉，故而发病。方中生地、赤芍、牡丹皮、白茅根清营凉血，大青叶、金银花、连翘、甘草清热解毒，石膏、知母清解肌热，再加黄芩、桑白皮、滑石以达清热泻火，利水消肿之功，诸药合用，皮肤热毒可解。外用龙胆草、甘草冷湿敷可舒敏抗炎；贝复新促进受损皮肤修复再生，改善局部血液循环；配科蔓多凝胶保湿滋润，加速皮肤屏障修复。

第六节 药疹

【概说】

药疹是药物通过注射、内服、吸入等途径进入人体后引起的皮肤、黏膜反应。药疹是过敏反应最常见的类型。中医称之为"药毒"。

【病因病机】

现代医学病因和发病机制：引起药疹的药物种类很多，常见的致敏药物有以下五类：①解热镇痛药。②磺胺类。③安眠镇静药。④抗生素类。⑤中草药。药疹的发病机制非常复杂，可以是免疫性或非免疫性机制。

中医认为本病因禀赋过敏，毒邪内侵所致；或因风热之邪侵袭腠理；或因湿热蕴蒸郁于肌肤；或是外邪郁久化火，血热妄行，溢于肌表；或是火毒炽盛，燔灼营血，外伤皮肤，内攻脏腑，久而导致耗伤阴液，气无所生，形成气阴两伤，脾胃虚弱之证。王俊志认为本病因禀赋过敏，外受药毒之邪，毒邪蕴结肌肤，郁而化热，热生火毒，外伤皮肤，内攻脏腑，甚则导致阴阳离绝，以致死亡。

【治疗】

◆中医中药

◎辨证论治

多表现为急性期—湿热毒蕴证：发病前有用药史，具有一定的潜伏期，皮损形态多样，对称性分布，可泛发或局限于局部，多数伴有一定的全身症状。

【治则】解毒清利湿热，消肿止痒。

【方药】清瘟败毒饮＋萆薢渗湿汤加减。

【组成】生地黄 20g，黄连 10g，黄芩 15g，牡丹皮 15g，石膏 20g，栀子 15g，甘草 10g，淡竹叶 15g，水牛角 30g（先煎），玄参 15g，连翘 15g，知母 15g，白芍 15g，桔梗 15g，萆薢 15g，薏苡仁 30g，黄柏 15g，赤茯苓 15g，泽泻 15g，滑石 20g，小通草 10g，水煎，日 1/2 剂，早晚饭后半小时温服。

若湿邪重加茯苓、土茯苓、泽泻等；若毒重加五味消毒饮（金银花 30g，野菊花 20g，蒲公英 20g，紫花地丁 20g）等；若热重加羚羊角丝、玳瑁等；若痒重加白鲜皮、地肤子等。

【外治】皮疹为红斑丘疹，无渗出者，用龙胆草 30g，甘草 30g，马齿苋 30g，冷湿敷或冷涂＋炉甘石搽剂／科蔓多凝胶。

皮疹为水泡，渗出较多者，用龙胆草 30g，甘草 30g，马齿苋 30g，冷湿敷。皮疹糜烂者，单用龙胆草 30g，甘草 30g，冷湿敷＋紫草油外用；若面积大者，按照烧烫伤原则换药。

皮疹若继发感染，用乳酸依沙吖啶（黄药水）清创，外用全蝎软膏。

◆西医西药治疗

药物治疗：首先停用可疑致敏药物。早发现，早治疗。中重度药疹定要及时足量使用糖皮质激素，一般用地塞米松 10mg＋vc5g＋5% 葡萄糖，静点；若病情未缓解，可加量至 15~20mg 或更大量，同时静点甘草单铵 s，保证液体量；若病情稳定（3 天后）地塞米松可减至 7.5mg，以后每 3 天减 2.5mg。病情特别严重时，可采用冰冻血浆（可加强营养、提高免疫功能、预防感染）治疗。糖皮质激素亦可使用甲泼尼龙，早 80mg、晚 40mg＋vc5g＋5% 葡萄糖，静点；若病情未缓解可增大剂量一倍或 50% 控制病情，同时补充钙钾离子；若病情稳定，每 3 日减少 20mg 甲泼尼龙，当甲泼尼龙减至 60mg 时，可早 40mg、晚 20mg+vc5g+5% 葡萄糖，静点，或早 40mg+vc5g+5% 葡萄糖，静点，晚口服甲泼尼龙片（美卓乐）20mg；当甲泼尼龙减至 40mg 时，可改为早口服甲泼尼龙片（美卓乐）24mg，晚口服甲泼尼龙片（美卓乐）16mg；之后每日减甲泼尼龙片（美卓乐）4mg，直至停用。轻中度药毒可选择肌肉注射复方倍他米松注射液（得宝松）1ml，若病情未缓解可增大剂量 1 倍或 50% 控制病情。

王俊志认为药疹的病人处于高敏时期，平时不易过敏的药物，易激惹导致过敏反应，此时应慎用/少用/不用抗生素。同时充分发挥中药的抗病毒、抗细菌、抗过敏的综合优势，继发感染或伴咽喉疼痛、咳嗽，可加大清热解毒、利咽、祛痰止咳的力度。

◇验案举隅◇

患者李某某，男，43 岁，2019 年 08 月 16 日初诊。

病史：患者躯干及四肢大片状鲜红斑，上有少量水疱、渗液，伴剧烈瘙痒 5 天。6 天前患者因感冒自行口服头孢后，于次日四肢、躯干部出现大片状鲜红斑，于当地诊所就诊，给予口服地氯雷他定，外用炉甘石洗剂，症状逐渐加重。现患者四肢、躯干大面积鲜红斑、丘疹、密集小水疱，伴有渗液、抓痕、剧烈瘙痒，轻度发热，体温 37.6℃，食欲欠佳，难以入眠，大便黏，小便黄，舌质红绛，少苔，脉滑数。

【中医诊断】药毒。

【西医诊断】药疹（急性期）。

【中医辨证】湿热毒蕴证。

【治则】清热凉血，解毒化湿止痒。

【处置】①中药汤剂：水牛角 30g（先煎），生地黄 30g，黄连 10g，黄芩 15g，黄柏 15g，牡丹皮 15g，石膏 30g（先煎），知母 15g，栀子 15g，淡竹叶 15g，玄参 15g，麦冬 20g，金银花 30g，连翘 15g，白芍 30g，桔梗 15g，土茯苓 30g，紫草 15g，白鲜皮 30g，地肤子 30g，草薢 15g，薏苡仁 30g，泽泻 15g，滑石 20g，小通草 10g，赤茯苓 15g，甘草 10g。7 剂，水煎服，日 1/2 剂早晚饭后半小时内温服。

②甲泼尼龙片3盒，早8片，晚4片口服。3天后症状减轻则减1片，之后隔1日减少1片。减至3片时，早2片，晚1片，隔日减少半片，若中间有加重，则恢复之前剂量再逐渐减量。

③外治法：马齿苋30g，龙胆草30g，甘草30g。水煎冷湿敷。

二诊：患者皮疹减轻，四肢、躯干红斑变淡、丘疹减少、水疱消退，伴有抓痕、结痂，瘙痒减轻，体温正常，食欲尚可，睡眠好转，大便黏，小便黄，舌质红，少苔，脉滑数。

【处置】①中药汤剂：上方加生白术30g，山药30g。7剂，水煎服，日1/2剂早晚饭后半小时内温服。

②甲泼尼龙片2盒，早4片，晚2片口服。隔1日减少1片。减至3片时，早2片，午1片，隔日减少半片，若中间有加重，则恢复之前剂量再逐渐减量。

③外治法同前。

三诊：患者皮疹基本消退，轻微瘙痒，体温正常，食欲尚可，睡眠正常，大便略稀，小便正常，舌质淡红，苔薄白，脉弦。

【处置】①中药汤剂：牡丹皮15g，栀子15g，当归15g，白芍20g，柴胡15g，茯苓20g，白术30g，甘草10g，金银花30g，陈皮15g，山药30g。7剂，水煎服，日1剂早晚饭后半小时内温服。

②停服甲泼尼龙片。

③外治法：科蔓多凝胶1支，日3次外用。

后患者未再复诊，后续回访患者3个月，未有复发。

【按语】

本案药疹。王俊志认为本案患者主因禀赋过敏，外受药毒之邪，毒邪蕴结于肌肤，郁而化热，热生火毒，外伤皮肤，内攻脏腑而成，治疗以激素迅速控制症状，同时配合汤药清瘟败毒饮合萆薢渗湿汤加减清热凉血，解毒化湿止痒。方中水牛角、生地黄滋阴清热凉血；黄连、黄芩、黄柏清热解毒燥湿；牡丹皮清热凉血；石膏、知母清气分实热；栀子清泻三焦邪热；淡竹叶淡渗利湿；玄参、麦冬益气滋阴；金银花、连翘清热解毒；白芍养阴柔肝；桔梗清热解毒，引药上行；土茯苓、紫草清热凉血解毒；白鲜皮、地肤子除湿止痒；草薢、泽泻、滑石、小通草、赤茯苓利湿消肿；薏苡仁健脾渗湿；甘草清热解毒，调和诸药；同时配合甲泼尼龙片迅速控制症状，外用马齿苋、龙胆草、甘草冷湿敷清热解毒、燥湿止痒，减少皮疹渗出，消肿，促进皮疹消退。二诊患者症状明显减轻，故而加入生白术、山药顾护脾胃。三诊皮疹已消，证型变为肝郁脾虚证，以丹栀逍遥汤加减疏肝健脾、防湿热邪留恋，方中牡丹皮、栀子清热凉血解毒；当归、白芍养血柔肝；柴胡疏肝解郁；陈皮、茯苓、白术、山药健脾除湿；金银花清热解毒，防热邪留恋；甘草清热解毒，调和诸药；同时配合科蔓多凝胶调理善后。本案患者热毒炽盛，前期以清热解毒养阴为主，清热而不伤阴，后期以疏肝健脾，调护后天之本，以防反复，疗效卓著。

第十二章 荨麻疹类和瘙痒性皮肤病

第一节 荨麻疹

【概说】

荨麻疹是由于皮肤、黏膜小血管扩张及渗透性增加而出现的一种局限性水肿反应，通常在 2 ~ 24 小时内消退，但反复发生新的皮疹。迁延数日至数月。有 15% ~ 20% 的人一生中至少发作过一次荨麻疹。其特点为皮肤出现鲜红色或苍白色风团，发无定处，忽起忽退，瘙痒剧烈，消退后不留痕迹。中医称为"隐疹"。

病程超过 6 周即为慢性荨麻疹。慢性荨麻疹病程长、易反复，是皮肤病中最难治愈的疾病之一，利用中医中药配合针灸、拔罐效果显著。

【病因病机】

现代医学病因和发病机制：荨麻疹病因复杂，约 3/4 的患者不能找到原因，尤其是慢性荨麻疹。常见的病因有食物及食物添加剂，主要是动物蛋白性食物、吸入物（如花粉、动物皮屑、羽毛等）、感染（细菌感染、病毒、寄生虫）、药物（青霉素、磺胺等）、物理因素（机械刺激、冷热、日光等）、昆虫叮咬、精神因素及内分泌改变、内科疾病（淋巴瘤、癌肿、甲状腺功能亢进等）、遗传因素，致使肥大细胞活化脱颗粒，释放组胺、合成细胞因子及炎症介质等引起血管扩张及血管通透性增加，导致真皮水肿是荨麻疹发病的中心环节。

中医认为本病是由于禀性不耐，卫外不固，或因风寒、风热之邪客于肌表；或因肠胃湿热郁于肌肤；或因气血不足，虚风内生；或因情志内伤，冲任不调，肝肾不足，而致风邪搏结于皮肤，与气血相搏，发生风团。王俊志认为本病由以上因素或脾虚湿盛、气血不足，寒邪侵袭肌表，导致气血失和，阴阳平衡失调所致。针对病因病机，中医中药辨证施治，使阴平阳秘，营卫调和，则皮肤安康。

【治疗】

◆ 中医中药

◎辨证论治

1. 急性期—风寒束表证：风团色白，遇冷或风吹则加剧，得热减轻，多冬季发病，苔薄白或薄白而腻，脉迟或濡缓。

【治则】疏风散寒，调和营卫。

【方药】有汗者用玉屏风散＋桂枝汤，加龙骨 30g，牡蛎 30g，白鲜皮 30g，地肤子 20g，苦参 20g，蛇蜕 15g，徐长卿 30g。无汗者用麻黄桂枝各半汤加减。

【组成】有汗者：黄芪 30g，防风 15g，生白术 20~30g，桂枝 15g，白芍 15g，炙甘草 10g，生姜 15g，大枣 12 枚 龙骨 30g，牡蛎 30g，白鲜皮 30g，地肤子 20g，苦参 20g，蛇蜕 15g，徐长卿 30g；

无汗者：桂枝 7g，白芍 5g，生姜 5g，炙甘草 5g，麻黄 5g，大枣 4 枚，杏仁 5g。

水煎，日 1/2 剂，早晚饭后半小时温服。

若患者素体内有湿热，复外感寒邪而发，患者苔黄腻，脉滑，时可用麻黄连翘赤小豆汤（麻黄 10g，连翘 15g，赤小豆 20g，杏仁 15g，大枣 12 枚，生姜 15g，炙甘草 10g）加减。

【外治】止痒二号（黄柏 50g，苦参 50g，白鲜皮 50g，枯矾

50g，蛇床子 30g，生百部 30g，川椒 25g，当归 25g，防风 15g）水煎，加 75% 酒精 50ml，日 2 次，外涂。全蝎软膏，日 2 次，薄涂。

2. 急性期—风热犯表兼血热证：风团色红，灼热剧痒，遇热加重，得冷则缓，夜间尤甚。舌质红，苔薄白或薄黄，脉浮数。

【治则】疏风清热止痒。

【方药】消风汤 + 犀角地黄汤，加白鲜皮 30g，地肤子 20g，茯苓 15 ~ 50g，陈皮 15g，白术 15 ~ 20g。

【组成】荆芥 15g，防风 15g，蝉蜕 15g，火麻仁 20~30g，苦参 20g，苍术 15g，当归 20g，石膏 20g，知母 15g，牛蒡子 15g，小通草 10g，水牛角 30g（先煎），生地黄 20g，赤芍 15g，牡丹皮 15g，白鲜皮 30g，地肤子 20g，茯苓 15 ~ 50g，陈皮 15g，白术 15 ~ 20g，水煎，日 1/2 剂，早晚饭后半小时温服。

注：消风散证前两服药可能会有加重情况，驱邪外出后可逐渐见好。

【中成药】防风通圣丸，6g/ 次，日 2 次，口服。苦参祛风丸，1 丸 / 次，日 2 ~ 3 次，口服。防参止痒颗粒，1 袋 / 次，日 3 次，口服。

【外治】同上。

3. 亚急性期—肠胃湿热证，风团大片，色红，瘙痒剧烈；伴有脘腹疼痛，恶心呕吐。舌质红，苔黄腻，脉滑数。

【治则】疏风解表，通腑泄热。

【内治】防风通圣散合茵陈蒿汤加减。

【组成】防风 15g，川芎 10g，当归 15g，芍药 15g，大黄 10g，薄荷叶 10g，麻黄 10g，连翘 15g，芒硝 10g，石膏 20g，黄芩 15g，桔梗 15g，滑石 20g，甘草 10g，荆芥 15g，白术 15g，栀子 15g，茵陈 15g，水煎，日 1/2 剂，早晚饭后半小时温服。

【外治】同上。

4. 慢性期—脾虚湿蕴证，风团水肿明显而且团块较大，瘙痒较甚，伴纳少，腹部胀满，便溏。舌质淡胖，苔白腻，脉濡滑。

【治则】疏风解表，健脾利湿。

【方药】五皮饮，加炒白术 20g，地骨皮 20g，防风 10g，荆芥

10g, 黄芩 15g, 紫草 15g, 柴胡 10g, 白芍 10g, 乌梅 10g, 炙甘草 10g。

【组成】陈皮 15g, 茯苓皮 20g, 生姜皮 15g, 桑白皮 15g, 大腹皮 15g, 炒白术 20g, 地骨皮 20g, 防风 10g, 荆芥 10g, 黄芩 15g, 紫草 15g, 柴胡 10g, 白芍 10g, 乌梅 10g, 炙甘草 10g, 水煎日 1 剂, 早晚饭后半小时温服。

【外治】同上。

【其他疗法】

（1）针灸：血海、足三里、曲池、关元、气海。

（2）拔罐：神阙穴，10 分钟 1 次，10 次 1 个疗程，1 个疗程后休息 1 周。

（3）泻血拔罐：神阙穴上下左右各旁开 1 寸点刺放血，配合火罐 10 分钟 1 次，前 3 次每日 1 次，之后隔日 1 次；10 次 1 个疗程，1 个疗程后休息 1 周。

5. 慢性期—风寒血瘀证，风团淡白色或暗红色，皮肤或有肌肤甲错，手足不温，受风或者着凉便可加重，遇热则有缓解。舌质暗红或见瘀斑，脉沉细或涩。

【治则】温经散寒，活血化瘀。

【方药】乌蛇活血祛风汤加减。

【组成】乌梢蛇 25g, 桂枝 15g, 白芍 15g, 桃仁 10g, 红花 10g, 川芎 15g, 生地黄 15g, 当归 15g, 防风 15g, 白鲜皮 15g, 生姜 10g, 炙甘草 10g, 水煎, 日 1 剂, 早晚饭后半小时温服。

【外治】同上。

【其他疗法】同上。

6. 慢性期—气血两虚证，皮疹反复发作，常数月、数年不愈，劳累后发作加剧。苔薄，舌质淡，脉濡细。

【治则】益气养血，疏风散邪。

【方药】当归饮子加减。

【组成】当归 15g, 川芎 15g, 白芍 15g, 生地 15g, 防风 15g, 白蒺藜 15g, 荆芥 15g, 何首乌 15g, 黄芪 30g, 炙甘草 10g, 水煎日 1 剂, 早晚饭后半小时温服。

【外治】同上。

【其他疗法】同上。

◆西医西药治疗

1. 抗组胺药。

抗组胺药为治疗荨麻疹的一线药物。第一代抗组胺药因其有嗜睡镇静作用，对治疗荨麻疹发生晚间影响睡眠者有帮助。第二代抗组胺药多用于慢性荨麻疹的治疗，同时根据病情可加用 H_2 受体拮抗剂，如雷尼替丁。急性发作、皮疹广泛或有喉头水肿时，可临时肌内注射肾上腺素或抗组胺剂，如异丙嗪（非那根）等。

2. 糖皮质激素。

糖皮质激素为荨麻疹治疗的二线药物，一般用于严重急性荨麻疹、荨麻疹性血管炎、压力性荨麻疹对抗组胺药无效时，或慢性荨麻疹严重激发时应用，静脉滴注或口服，但应避免长期应用。若出现胸闷喉头水肿，要肌注 5ml 地塞米松。

◇验案举隅◇

患者王某某，女，40 岁，2019 年 04 月 13 日初诊。

病史：患者自述 5 年前出现周身散在红色风团，时起时消，发无定处，夜间尤甚，伴剧烈瘙痒，经口服、外用药物（具体药物不详）治疗后，皮疹消退。1 年半前，患者无明显诱因复发。现患者周身散在红色风团，时起时消，伴抓痕、剧烈瘙痒，夜间加重；月经正常，偶有倦怠、乏力；饮食尚可，睡眠欠佳，多梦，二便正常，舌质淡红，舌尖红，苔白腻，脉沉弦。

【中医诊断】隐疹。

【西医诊断】荨麻疹（慢性期）。

【中医辨证】脾虚湿蕴证。

【治则】健脾利湿，疏风解表。

【处置】①中药汤剂：陈皮 15g，大腹皮 15g，生姜皮 15g，茯苓皮 30g，桑白皮 30g，白鲜皮 30g，地肤子 30g，地骨皮 20g，乌梅

20g, 牡丹皮 15g, 栀子 15g, 柴胡 15g, 当归 15g, 白术 20g, 炙甘草 15g, 龙骨 30g（先煎）, 牡蛎 30g（先煎）, 土茯苓 30g, 紫草 15g。7剂, 水煎, 日 1/2 剂早晚饭后半小时内温服。

②外用药：除湿止痒洗液 2 瓶, 5ml/ 次, 瘙痒时或有皮疹时外用。全蝎软膏 3 支, 瘙痒时或有皮疹时外用, 薄涂多摩擦。

樟脑软膏 3 支, 瘙痒时或有皮疹时外用。

二诊：患者症状明显减轻, 周身偶发少量风团, 迅速消退, 瘙痒减轻, 月经正常, 偶有倦怠、乏力; 饮食尚可, 睡眠欠佳, 多梦, 二便正常, 舌质淡红, 舌尖红, 苔白腻, 脉沉。

【处置】①中药汤剂：上方加灵芝 50g。7剂, 水煎服, 日 1/2 剂早晚饭后半小时内温服。

②外用药同前。

三诊：患者皮疹基本消退, 月经正常, 倦怠、乏力明显减轻; 饮食尚可, 睡眠正常, 二便正常, 舌质淡红, 舌尖红, 苔白, 脉沉。

【处置】①玉屏风颗粒 10 盒, 1 袋 / 次, 日 3 次, 饭后半小时内口服。

②外用药同前。

患者之后未再复诊, 随访 3 个月患者荨麻疹未再复发。

【按语】

本案荨麻疹。王俊志认为本案患者饮食不节, 损伤脾胃, 脾胃运化功能失司, 湿浊内生, 气血失和, 复受风邪, 内不得疏泄, 外不得透发, 郁于皮肤腠理而发, 治疗以健脾利湿为主, 疏风解表为辅。组方以五皮饮合丹栀逍遥散加减, 方中陈皮、大腹皮、生姜皮、茯苓皮、桑白皮利湿健脾; 白鲜皮、地肤子除湿止痒; 地骨皮清虚热; 乌梅酸收, 且具有抗过敏作用; 牡丹皮、栀子清肝经邪热; 柴胡祛风解表; 当归和血; 白术健脾除湿; 龙骨、牡蛎安神、抗过敏; 土茯苓、紫草清热凉血化瘀; 炙甘草健脾养心, 调和诸药。全方既可健脾除湿、祛风解表, 又可清热安神, 治疗患者荨麻疹的同时, 改善患者睡眠，从整体上调整患者状态；外治药物除湿止痒洗液、全蝎软膏、樟脑软膏，祛风止痒，内外同治，标本兼顾。二诊患者症状减轻，仍睡眠不佳，故而加入灵芝养心安神。三诊患者皮疹已消，遂改用中成药玉屏风颗粒，调理善后。本案切中患者病因病机，对症下药，标本同治，收效良好。

第二节　血管性水肿

【概说】

血管性水肿曾用名血管神经性水肿、巨大性荨麻疹。其临床特点为水肿处皮肤张紧发亮，境界不明显，呈淡红色或较苍白，质地柔软，为不可凹陷性水肿，自觉不痒或轻痒，消退后不留痕迹。中医称之为"游风"。

【病因病机】

现代医学病因和发病机制：同荨麻疹。本病主要由真皮深部和皮下组织小血管受累，组胺等介质导致血管扩张、渗透性增高，渗出液自血管进入疏松组织中形成局限性水肿。

中医认为本病是由于禀性不耐，对某些物质过敏所致。可由外感风寒湿热之邪，或因药物，肠寄生虫，或因慢性病灶等诱发，致邪气犯体，血脉受损，营卫之气不得宣通，内外蕴结所致。

【治疗】

◆中医中药

◎辨证论治

【内治】如病情较重，可加大利水消肿的力度。

面部（唇部及眼部）：消风散合多皮饮，重用茯苓 30~50g, 泽泻 30g。

【组成】荆芥 15g，防风 15g，蝉蜕 15g，火麻仁 20~30g，苦参 20g，苍术 15g，当归 20g，石膏 20g，知母 15g，牛蒡子 15g，小通草 10g，陈皮 15g，茯苓皮 20g，生姜皮 15g，桑白皮 15g，大腹皮 15g，地骨皮 15g，牡丹皮 15g，茯苓 30~50g，泽泻 30g，水煎，日 1/2 剂，早晚饭后半小时温服。

阴囊部：草薢渗湿汤合多皮饮加茯苓、泽泻。

【组成】草薢 15g，薏苡仁 30g，黄柏 15g，赤茯苓 15g，牡丹皮 15g，泽泻 15g，滑石 20g，小通草 10g，陈皮 15g，茯苓皮 20g，生姜皮 15g，桑白皮 15g，大腹皮 15g，地骨皮 15g，牡丹皮 15g，茯苓 20g，泽泻 15g，水煎，日 1/2 剂，早晚饭后半小时温服。

【外治】先用洁尔阴洗液擦洗，后用全蝎软膏薄涂。

第三节　丘疹性湿疹

【概说】

丘疹性湿疹是一组急性或慢性炎症性皮肤病的总称。主要表现为风团样丘疹、结节和继发性皮疹，奇痒难忍。中医称之为"粟疮、血风疮"。

【病因病机】

现代医学病因和发病机制：同湿疹。

中医认为本病因天气炎热，腠理疏松，乍遇寒邪，寒邪郁结于肌肤，郁而化热；或因素体脾虚湿盛，恣食辛辣肥甘厚味，继而酿成湿热，郁于肌肤。

【治疗】

◆中医中药

◎辨证论治

1.急性期—外感风寒，郁而化热证。

【治则】祛风散寒，散热止痒。

【方药】麻黄连翘赤小豆汤加减。

【组成】麻黄 10g，连翘 15g，赤小豆 20g，杏仁 15g，大枣 12 枚，生姜 15g，炙甘草 10g，水煎日 1 剂，早晚饭后半小时温服。

2. 亚急性期—湿热内蕴证。

【治则】清热利湿止痒。

【方药】龙胆泻肝汤加减。

【组成】龙胆草 15g，黄芩 15g，栀子 15g，泽泻 15g，小通草 15g，当归 15g，生地黄 20g，柴胡 15g，生甘草 10g，车前子 15g，水煎，日 1 剂，早晚饭后半小时温服。

◆ **单方成药**

清热化毒丸口服或双黄连口服液＋板蓝根冲剂口服。

儿童：清热泻脾散、解毒散、消胀保和散，同服。

【外治】湿疹皮炎湿敷方或炉甘石擦剂，日 2 次，外涂。

◆ **西医西药**

治疗局部治疗以消炎止痒为主；全身治疗以抗过敏为主。

第四节　结节性痒疹

【概说】

结节性痒疹又称疣状固定性荨麻疹或结节性苔藓。为疣状结节性损害，分布于四肢，以小腿伸侧多见。临床以坚实小丘疹、结节以及血痂、皮肤肥厚、苔藓样变、色素沉着等多种损害为特征。常见于成年女性。中医称之为"马疥"。

【病因病机】

现代医学病因和发病机制：尚未阐明。部分患者见于蚊虫、臭虫或其他虫类叮咬之后发病，与胃肠功能紊乱及内分泌障碍也可能有一定关系。有人认为本病是局限性慢性单纯性苔藓的变型或不典型的结节性局限性慢性单纯性苔藓。

中医认为本病是由于禀性不耐（素体过敏），或受虫咬毒邪内侵；或脾失健运，肠胃传导失职，湿热内生；或脏腑功能失调，风湿热内蕴，阻于肌肤。日久反复发作，以致造成气滞血瘀，痰湿凝结的症候。

王俊志认为本病初期多表现湿疹样皮损，多见于湿热蕴结型湿疹，患者病情反复，日久之后，湿热蕴结化生痰热，气血凝滞，致痰湿凝结而致病。治疗上清热利湿，化痰散结贯穿始终，并以温胆汤为主加减，效果良好。

【治疗】

◆中医中药

◎辨证论治

1. 急性期：湿热蕴结，痰湿凝聚证：红斑丘疹，部分浸渍，剧烈瘙痒，可见苔藓样变，伴抓痕、血痂、口苦，舌红，苔黄腻、脉滑数。

【治则】清热利湿、化痰散结。

【方药】龙胆泻肝汤＋温胆汤加减。

【组成】龙胆草15g，黄芩15g，栀子15g，泽泻15g，小通草15g，当归15g，生地黄20g，柴胡15g，生甘草10g，车前子15g，半夏15g，竹茹15g，枳实15g，陈皮20g，炙甘草10g，茯苓20g，水煎，日1剂，早晚饭后半小时温服。

【外治】湿疹皮炎外洗方加盐，外擦。肤疾宁贴7～14天，大约贴平后，科蔓多凝胶加蜈黛软膏外用。

2. 慢性期：痰湿凝聚，经络瘀滞证：红斑或淡红斑，丘疹。在此基础上可见苔藓样变，或半球形坚实结节，甚至大如鸽卵，表面粗糙。瘙痒剧烈，眠差，可有大便干结。舌淡黯，苔腻、脉弦涩。

【治则】清热泻火解毒、化痰软坚散结。

【方药】温胆汤，加南星10～15g，三棱15g，莪术15g，玄参

20g，生牡蛎 30g，浙贝母 15g，夏枯草 30g，皂刺 10 ~ 15g 等。

【组成】半夏 15g，竹茹 15g，枳实 15g，陈皮 20g，炙甘草 10g，茯苓 20g，南星 10 ~ 15g，三棱 15g，莪术 15g，玄参 20g，生牡蛎 30g，浙贝母 15g，夏枯草 30g，皂刺 10 ~ 15g，水煎，日 1 剂，早晚饭后半小时温服。

【外治】湿疹皮炎外洗方加盐外搽后，封包治疗。

【其他疗法】火针治疗。

◇验案举隅◇

李某某，男，26 岁，2019 年 09 月 16 日初诊。

病史：患者自述 1 年前无明显诱因，腰部、双侧足踝部、大腿内侧多发结节，呈灰褐色，伴剧烈瘙痒，两月前于当地医院治疗，诊断为"结节性痒疹"，给予口服奥洛他定片、复发甘草酸苷片，外用卤米松乳膏，疗效不佳。现患者腰部、双侧足踝部、大腿内侧多发灰褐色结节，偶有新发结节，瘙痒剧烈，影响睡眠，饮食正常，大便溏，舌体胖大、边有齿痕，舌边尖红，舌苔白腻，脉濡缓。

【中医诊断】顽湿聚结病。

【西医诊断】结节性痒疹（慢性期）。

【中医辨证】痰湿凝聚，经络瘀滞证。

【治则】化痰散结，祛瘀通络。

【处置】①中药汤剂：陈皮 15g，半夏 15g，茯苓 30g，炙甘草 10g，枳实 15g，竹茹 15g，玄参 15g，浙贝母 15g，鸡内金 50g，生牡蛎 50g，皂角刺 15g，三棱 15g，莪术 15g，白鲜皮 30g，地肤子 30g。7 剂，水煎服，日 1/2 剂早晚饭后半小时内，温服。

②外治法：复方黄柏液涂剂 2 瓶，5ml/ 次，日 3 次，外用。

黑布药膏 3 盒，日 3 次，外用。

二诊：患者腰部、双侧足踝部、大腿内侧结节，未见新发结节，瘙痒减轻，睡眠渐安，饮食正常，大便正常，舌体胖大、边有齿痕，舌边尖红，舌苔白腻，脉濡缓。

【处置】①中药汤剂：上方加夏枯草 50g，地龙 15g，蜈蚣 3 条。

7剂，水煎服，日1/2剂早晚饭后半小时内，温服。

②火针治疗。

③外治法同前。

三诊：患者腰部结节消退较缓慢，双侧足踝部、大腿内侧结节已消退，瘙痒明显减轻，睡眠佳，饮食正常，大便正常，舌体胖大、边有齿痕，舌苔白，脉濡缓。

【处置】①中药汤剂：上方加乳香10g，没药10g。7剂，水煎服，日1/2剂早晚饭后半小时内，温服。

②火针治疗。

③外治法同前。

四诊：患者结节基本消退，轻微瘙痒，睡眠佳，饮食正常，大便正常，舌体胖大、边有齿痕，舌苔薄白，脉弦。

【处置】①蜈蚣托毒丸3盒，1袋/次，日2次饭后半小时内，温服。

②全蝎软膏3支，日3次，外用。

后患者未再复诊，随访患者皮疹已消，随访3个月，患者皮疹未再复发。

【按语】

本案结节性痒疹。王俊志认为本案患者主由饮食不节，脾胃损伤，运化失司，湿浊内生，郁而化热，湿热不解，久则酿生成痰，影响气血，痰湿热瘀结聚于肌肤而发。治疗时以温胆汤加减化痰散结、除湿通络，方中竹茹、半夏燥湿化痰；陈皮、茯苓健脾祛湿；枳实破气化痰；玄参、牡蛎、浙贝母、鸡内金化痰散结；皂角刺透毒外出；三棱、莪术破血逐瘀；白鲜皮、地肤子除湿止痒；炙甘草顾护脾胃，调和诸药；全方共奏化痰散结、祛瘀通络之功。同时配合外治药复方黄柏液涂剂、全蝎软膏、蜈黛软膏化痰散结、通络止痒，内外相合，标本兼顾。二诊患者症状有所缓解，故而在原方基础上加入夏枯草增加化痰散结之力，蜈蚣、地龙提高通络散结之功，火针直达病所，化痰通络，透邪外出，促进痊愈。三诊患者症状明显缓解，故而加入乳香、没药进一步增加化瘀散结之力。四诊患者皮疹已消，遂以蜈蚣托毒丸善后。本案以化痰散结、祛瘀通络之法贯穿始终，取得满意疗效。

第五节　慢性单纯性苔藓

【概说】

慢性单纯性苔藓是以阵发性剧痒和皮肤苔藓样变为特征的慢性炎症性皮肤病。好发于颈项部、肘部、腰骶部。中医称之为"牛皮癣"。

【病因病机】

现代医学病因和发病机制：本病的病因及发病机制尚不清楚。一般认为与大脑皮质兴奋和抑制功能失调有关。患者常有头晕、失眠、烦躁易怒、焦虑不安等神经衰弱的症状。内分泌紊乱、胃肠功能障碍、感染病灶、过度劳累、精神紧张及搔抓、日晒、饮酒、机械物理性刺激等均可促发本病，使病情加重。

中医认为本病是由于风湿热邪郁阻肌肤，或机械刺激，反复搔抓，或阴血不足，血虚生风或肝郁气滞，情志烦恼而致。王俊志认为本病多由肝气郁结，郁而化火，肝郁克脾而致，治疗上以疏肝清热健脾之法为主，丹栀逍遥汤为基础方加减。西医方面的原因多见于神经功能紊乱、胃肠功能失调的患者。

【治疗】

◆中医中药

◎辨证论治

慢性期—肝郁化火症：皮疹呈多角、扁平，搔抓后融合成片，皮沟加深，皮脊隆起，形成苔藓样变，多伴心烦易怒，失眠多梦，口苦咽干，舌边尖红，脉弦数。

【治则】疏肝清热健脾。

【方药】丹栀逍遥散，加白鲜皮 30g，地肤子 30g，蛇床子 30g，乌梢蛇 30g，徐长卿 30g。

【组成】牡丹皮 15g，栀子 15g，当归 15g，白芍 20g，柴胡 15g，茯苓 20g，生白术 20~30g，甘草 10g，白鲜皮 30g，地肤子 30g，蛇床子 30g，乌梢蛇 30g，徐长卿 30g，水煎日 1 剂，早晚饭后半小时温服。

【中成药】丹栀逍遥丸，按照说明书口服；脾胃虚弱者加服养胃颗粒，1 袋每次，日 3 次，口服。

【外治】局限性：肤疾宁贴 10 天左右，皮损变平后，全蝎软膏薄涂配合按摩。

泛发性或不方便贴肤疾宁者：外涂新适确得，大约 2 周后，皮损变平，再外涂全蝎软膏。

◇验案举隅◇

患者蔡某，男，23 岁，2018 年 06 月 18 日初诊。

病史：患者自述 3 年前无明显诱因，左手拇指出现皮肤增厚、瘙痒，呈苔藓样变，曾外用多种药膏（具体药物不详）治疗，症状反复发作。现患者左手拇指及小腿外侧皮肤呈苔藓样变，伴有瘙痒。饮食尚可，偶有反酸，睡眠可，熬夜，二便正常，舌淡红，舌尖红，苔薄黄，脉弦数。

【中医诊断】牛皮癣。

【西医诊断】慢性单纯性苔藓（神经性皮炎）。

【中医辨证】肝郁化火证。

【治则】疏肝解郁，健脾清热。

【处置】①中药汤剂：牡丹皮 15g，栀子 15g，当归 15g，白芍 20g，柴胡 15g，茯苓 20g，生白术 20g，甘草 10g，白鲜皮 30g，地肤子 30g。7 剂，水煎服，日 1 剂，早晚饭后半小时温服。

②外治法：肤疾宁贴 10 贴，1 贴／次，日 1 次，贴于皮损处，使用 10~14 天贴至皮损软化趋于正常。

皮损近正常后：全蝎软膏 3 支、科蔓多凝胶 1 支，1:1 混合，日 3~4 次外用于皮损处。

二诊：患者皮损已部分消退，症状明显减轻，饮食尚可，睡眠可，二便正常，舌淡红，舌尖红苔薄黄，脉弦。

【处置】①舒肝颗粒 10 盒，1 袋 / 次，日 3 次，饭后半小时内口服。

②养胃颗粒 10 盒，1 袋 / 次，日 3 次，饭后半小时内口服。

③外治法：全蝎软膏 2 支，日 3~4 次外用于皮损处。

患者未进行复诊，随访皮疹已消。3 个月后随访，皮疹未见反复。

【按语】

本案慢性单纯性苔藓。王俊志认为本案患者肝气郁结，郁而化火，肝郁克脾，脾胃损伤，加之熬夜伤神而致。治疗上应当以丹栀逍遥散加减，疏肝解郁、强健脾胃，同时结合外治，标本兼顾。方中柴胡疏肝解郁；当归、白芍养血柔肝；茯苓、白术健脾除湿；牡丹皮、栀子清肝经邪热；白鲜皮、地肤子除湿止痒；甘草清热解毒，调和诸药，全方调肝理脾、解毒止痒，内调患者肝郁状态。同时配合外用肤疾宁贴，外促局部皮疹痊愈，待皮疹平复以后，遂改用全蝎软膏合科蔓多凝胶维持治疗，以防复发。二诊患者皮疹基本痊愈遂改用内服中成药舒肝颗粒、养胃颗粒；外用全蝎软膏、科蔓多凝胶调理善后，效果良好。

第六节　皮肤瘙痒症

【概说】

皮肤瘙痒症是指无原发性皮肤损害而以瘙痒为主的皮肤病。其临床特点是皮肤阵发性剧烈瘙痒，搔抓后常出现抓痕、血痂、色素沉着、皮肤肥厚、苔藓样变等继发性损害。中医称之为"风瘙痒"。

【病因病机】

现代医学病因和发病机制：本病的发病因素比较复杂，目前尚不完全了解。认为内因多与肝胆疾病、肾功能不全、内分泌障碍、内脏肿瘤、肠道寄生虫、神经精神因素等有关；外因与气候寒冷、干燥、饮食辛辣等因素有关。

中医认为本病是由于风热血热，蕴于肌肤；湿热内蕴，郁于皮肤；气血亏虚，生风化燥所致。

【治疗】

◆中医中药

◎辨证论治

临床上本病可分为风热血热证、湿热内蕴证、血虚肝旺证三型，其中血虚肝旺证最为常见。

慢性期—血虚肝旺证：老年患者常见，皮肤干燥、脱屑，抓破后见血痕及血痂。舌质红，苔薄，脉细数或弦数。

【治则】养血平肝，祛风止痒。

【方药】当归饮子加减，加龙骨 30g，牡蛎 30g，徐长卿 30g，蛇蜕 30g。

【组成】当归 15g，川芎 15g，白芍 15g，生地 15g，防风 15g，白蒺藜 15g，荆芥 15g，何首乌 15g，黄芪 30g，炙甘草 10g，龙骨 30g，牡蛎 30g，徐长卿 30g，蛇蜕 30g，水煎日 1 剂，早晚饭后半小时温服。

注：老年患者便秘时，勿加龙骨、牡蛎。

【中成药】润燥止痒胶囊加玉屏风颗粒，按说明书口服。

【外治】外用止痒 2 号（黄柏 50g，苦参 50g，白鲜皮 50g，枯矾 50g，蛇床子 30g，生百部 30g，川椒 25g，当归 25g，防风 15g），水煎或肤芩洗剂加酒，外用。

全蝎软膏，日 2 次，外涂。

瘙痒重者：外涂全蝎软膏，复方樟脑软膏，日 2 次。

保湿：维生素 E 乳等。

◇验案举隅◇

患者刘某某，男，83 岁，2019 年 04 月 07 日初诊。

病史：患者自述 3 个月前无明显诱因，出现全身瘙痒，无皮疹。曾口服地氯雷他定，外用黄皮肤治疗，症状未见缓解。现患者周身瘙痒，皮肤干燥，伴有抓痕、结痂，饮食尚可，睡眠欠佳，大便干燥，舌红少苔，脉细数。

【中医诊断】风瘙痒。

【西医诊断】皮肤瘙痒症。

【中医辨证】血虚肝旺证（慢性期）。

【治则】养血平肝，祛风止痒。

【处置】①中药汤剂：当归 15g，川芎 15g，白芍 30g，生地黄 15g，荆芥 15g，防风 15g，白蒺藜 15g，何首乌 15g，黄芪 30g，炙甘草 10g，徐长卿 30g，肉苁蓉 30g，白鲜皮 30g，地肤子 30g，地龙 15g，蛇蜕 30g，生白术 30g。7 剂，水煎服，日 1/2 剂早晚饭后半小时内温服。

②外治法：除湿止痒洗液 2 瓶，5ml/ 次，日 3 次，外用。

全蝎软膏 3 支、樟脑软膏 3 支、科蔓多凝胶 1 支，1：1：1 混合，日 3 次，外用。

二诊：患者瘙痒有所缓解，饮食尚可，睡眠渐安，大便仍干燥，舌红少苔，脉细数。

【处置】①中药汤剂：上方加玄参 15g，麦冬 20g。7 剂，水煎服，日 1/2 剂早晚饭后半小时内温服。

②外治法同前。

三诊：患者瘙痒明显减轻，饮食尚可，睡眠正常，大便调，舌红苔薄白，脉细数。

【处置】①中药汤剂：上方生地黄 15g 改为 30g，加山药 30g。7 剂，水煎服，日 1/2 剂早晚饭后半小时内温服。

②外治法同前。

四诊：患者瘙痒基本消失，饮食尚可，睡眠正常，大便调，舌红苔薄白，脉略细数。

【处置】①润燥止痒胶囊10盒，4粒/次，日3次，饭后半小时内口服。

②外治法同前。

【按语】

本案皮肤瘙痒症。王俊志认为本案患者主因为年老之后，阴津不足，气血亏虚，生风化燥，肌肤失养所致，治疗时以当归饮子加减养血平肝，祛风止痒。方中当归、川芎、白芍、生地黄，养血柔肝、通络活血；荆芥、防风祛风止痒；白蒺藜疏散肝风、止痒；何首乌补肾填精；黄芪益气固表，合当归调和气血；徐长卿祛风活血、止痒；肉苁蓉补肾温阳，润肠通便；白鲜皮、地肤子除湿止痒；地龙、蛇蜕通络搜风止痒；生白术健脾通便；炙甘草强健脾胃，调和诸药。同时配合外用药除湿止痒洗液、全蝎软膏、樟脑软膏、科蔓多凝胶润肤止痒，促进痊愈。二诊患者症状有所缓解，遂加入玄参、麦冬配合生地黄以养阴增液，缓解患者阴虚状态。三诊患者症状明显减轻，加大生地剂量进一步滋阴补肾，同时加入山药以健脾养胃，调整后天之本。四诊患者症状消退，改用润燥止痒胶囊以收工。本案患者年老体虚，故而以养血滋阴之法治疗，以求阴血得补、燥邪自除，经过四诊之后，获效良好。

第七节　阴痒

【概说】

阴痒是指瘙痒只局限在阴部而不累及其他部位，称为"阴痒"。

【病因病机】

现代医学病因和发病机制：慢性局部刺激；外阴不清洁及紧身

化纤内裤、卫生巾等致通透不良；外阴寄生虫病；全身性疾病的外阴局部症状。

中医认为本病是由于肝肾阴虚，精血亏损，外阴失养，或肝经湿热下注，湿热生虫，虫蚀阴部而致。

【治疗】

◆ 中医中药

◎辨证论治

1. 急性期——肝胆湿热下注或感染滴虫毒邪证。

【内治】龙胆泻肝汤加减。

【组成】龙胆草 15g，黄芩 15g，栀子 15g，泽泻 15g，小通草 15g，当归 15g，生地黄 20g，柴胡 15g，生甘草 10g，车前子 15g，水煎，日 1 剂，早晚饭后半小时温服。

【外治】龙胆草 30g，马齿苋 30g，苦参 20g，百部 20g，黄柏 20g，白鲜皮 20g，水煎，外洗。

2. 慢性期——血虚生风生燥证。

【内治】当归饮子加减。

【组成】当归 15g，川芎 15g，白芍 15g，生地 15g，防风 15g，白蒺藜 15g，荆芥 15g，何首乌 15g，黄芪 30g，炙甘草 10g，水煎日 1 剂，早晚饭后半小时温服。

【外治】止痒二号（黄柏 50g，苦参 50g，白鲜皮 50g，枯矾 50g，蛇床子 30g，生百部 30g，川椒 25g，当归 25g，防风 15g）外洗，全蝎软膏外涂。

第十三章　物理性皮肤病

第一节　痱子

【概说】

痱子亦称粟粒疹，为夏季或炎热环境下常见的一种表浅性、炎症性皮肤病。其皮损特征为小水疱、丘疹、丘疱疹。本病多见于肥胖婴儿，久病衰弱患者。临床上分为晶形粟粒疹、红色粟粒疹、脓疱性粟粒疹、深部粟粒疹。中医亦称"痱子""痱疮"。

【病因病机】

现代医学病因和发病机制：是由于环境中的气温高、湿度大，出汗过多不易蒸发，汗液使表皮角质层浸渍，致使汗腺导管口闭塞，汗腺导管内汗液潴留后因内压增高而发生破裂，外溢的汗液渗入并刺激周围组织而于汗孔处出现丘疹、丘疱疹和小水疱。痱子的发生除高温和高湿度外，尚有其他因素。有人认为汗孔的闭塞是一种汗孔的原发性葡萄球菌感染，表皮葡萄球菌能产生一种胞外多糖物质，促进痱子的形成，此种感染与热和湿的环境有关。

中医认为本病是由于暑热熏蒸，肌肤汗出不畅而成。

【治疗】

◆中医中药

◎辨证论治

一般不需内治，当气候凉爽时，皮疹可迅速自愈。但继发感染成痱毒时当需内治。

【表现】初起皮肤发红，渐出现针头大小丘疹或丘疱疹，密集排列不融合，轻度瘙痒，灼热刺痛，搔抓感染成簇脓疱或小疖，舌红苔黄，脉数。

【辨证】暑热染毒证。

【治则】清暑解毒。

【方药】消风散加减或加味解毒散。

消风散：荆芥 15g，防风 15g，蝉蜕 15g，火麻仁 20g，苦参 20g，苍术 15g，当归 20g，石膏 20g，知母 15g，牛蒡子 15g，小通草 10g，水煎，日 1/2 剂，早晚饭后半小时温服。

加味解毒散：黄芩 15g，生地 15g，黄连 10g，栀子 10g，黄柏 10g，牡丹皮 10g，连翘 10g，金银花 10g，甘草 10g，水煎，日 1/2 剂，早晚饭后半小时温服。

【外治】①止痒 2 号或湿疹皮炎外洗方，水煎外洗，切记不可用油膏；②外用清凉粉剂，如痱子粉外扑；③清凉止痒洗剂，如 1% 薄荷炉甘石洗剂、1% 薄荷酊；脓痱则外用乳酸依沙吖定（黄药水）效果好。

注：痱毒内治。

第二节　手足皲裂

【概说】

手足皲裂是由各种原因导致的手足部皮肤干燥和皲裂，伴有疼痛，严重者可影响患者的日常生活和工作。临床以手足等处皮肤发生深浅不等、长短不一的裂隙为特征。好发于工人、农民、家庭妇女等成年人，秋冬季节多见。中医称之为"皲裂疮"。

【病因病机】

现代医学病因和发病机制：内因与掌跖皮肤解剖特点有一定关

系。外因主要分物理性、化学性和生物性。物理性：如干燥、摩擦、外伤等可促使发病。化学性：如酸、碱、有机溶媒等将皮脂溶解，皮肤失去润滑保护。生物性：如真菌等感染后使皮肤角化过度，失去原有的保护能力。

中医认为本病是由于冬季气候寒冷干燥，气血凝滞不通，不能濡养肌肤，皮肤干燥而脆，渐枯渐槁；或从事露天作业，局部受到牵拉、碰撞，使肌肉产生裂隙，从而形成皲裂。

【治疗】

◆中医中药

◎辨证论治

【辨证】血虚风燥证。

【治则】养血祛风。

【方药】当归饮子加减。

【组成】当归15g，熟地15g，川芎15g，白芍15g，甘草10g，蒺藜30g，荆芥10g，防风10g，黄芪30g，生地15g，白鲜皮30g，地肤子15g，赤芍15g，徐长卿30g，水煎，日1/2剂，早晚饭后半小时温服。

【中成药】润燥止痒胶囊配合玉屏风颗粒，按说明书口服。

【外治】大黄20g，甘草20g，当归20g，紫草20g，白及10g，黄精20g。水煎温泡洗，涂全蝎软膏，日2次外用。

第三节　尿布皮炎

【概说】

尿布皮炎是由于粪便中的氨生成菌在湿尿布上分解尿而产生氨，由于氨的刺激作用而发生的皮炎。临床表现为婴儿阴部、臀部包尿布处发生红斑、丘疹性皮炎，有时可蔓延至下腹部及大腿下部。中医称之为"红臀"。

【病因病机】

中医认为本病是由于尿液浸渍，湿郁化热而成。

【治疗】

◆中医中药

◎辨证论治

一般外治为主，不需内治。

【外治】龙胆草 50g，生甘草 50g，水煎冷湿敷，日 2 次外用。见红斑无渗出，涂全蝎软膏；微渗出糜烂，涂紫草油。

【预防】

本病应勤换尿布，保持婴儿外阴部干燥，清洁后扑粉；尿布要吸水性强；不用橡皮布或塑料布包扎于尿布外，勿用肥皂水或热水烫洗。

第四节　鸡眼

【概说】

鸡眼是由于足部皮肤长期受到挤压或摩擦而发生局限性、圆锥状、角质增生性损害。本病多见于足底前端足趾间，通常只是 1 ~ 2 个，大小不等，一般为针头到豌豆、黄豆或更大。中医称之为"肉刺"。

【病因病机】

现代医学病因和发病机制：局部摩擦和受压是重要的诱因。如穿鞋过紧、脚长期受到刺激和摩擦等，因此往往双足同时并发。

中医认为本病是由于穿紧窄之鞋，或者足骨畸形，使足部突出之处长期受到摩擦和挤压，气血运行不畅，肌肤失养，于是局部发生硬而尖锐的角质化增生，成为鸡眼。

【治疗】

◆中医中药

◎辨证论治

一般外治为主，不需内治。

【外治】①鸡眼膏外贴。②鸡眼软膏（水杨酸80%，乳酸15%，凡士林5%）外敷，鸡眼周围以胶布粘贴保护，敷药后再盖胶布固定，7～10天换药1次，直至脱落。③激光、冷冻。④用鸦胆子和黑胶布（以黑胶布挖一孔，如鸡眼大，将鸡眼挑破，鸦胆子去壳研碎，敷上，盖上黑胶布）。⑤手术切除。

第五节　胼胝

【概说】

胼胝是由于手足皮肤长期受压和摩擦而引起的局限性、扁平状、角质增生性损害。皮损为境界不清、黄色、扁平或丘状隆起、局限性增厚的角质板，中央较厚，边缘较薄，质硬，光滑，半透明，严重者有皲裂形成。多发生于铁匠、鞋匠、木工、船工和机器工人的足部，故常为从事某种劳动的职业标志。中医亦称"胼胝"。

【病因病机】

现代医学病因和发病机制：主要是由于长期机械刺激引起，好发于足跖，尤其是骨突起部等易受压迫、摩擦部位，形成局限性角质增生。本病还与患者的身体素质、足畸形或职业有关。

中医认为本病是由于手足皮肤长期挤压、摩擦，以致气血运行不畅，肌肤失去濡养，结为顽硬皮肉而成。

【治疗】

◆ 中医中药

◎辨证论治

一般不需内治，尽量减少手足过度受压和摩擦，当机械性刺激祛除后，胼胝可自行消失，否则痊愈后容易复发。

【外治】①刀削。②透骨草 30g，海桐皮 30g，红花 30g，艾叶 30g，加醋 250ml 泡 30～40 分钟后软化，再用钝刀削角质板，然后涂全蝎软膏。③角化重者，上方泡软化，刀削后贴肤疾宁（24 小时换 1 次），1 周后，涂全蝎软膏。

注：穿合脚的软底鞋，用软垫，挖一个比病变大的空隙。

第六节　日光性皮炎

【概说】

日光性皮炎为正常皮肤过度接受 UVB 后产生的一种急性炎症反应，表现为红斑、水肿、水疱、色素沉着、脱屑。本病春末夏初多见，好发于儿童、妇女、滑雪者及水业作业者，其反应的强度与光线强弱、照射时间、个体肤色、体质、种族等有关。中医称之为"日晒疮"。

【病因病机】

现代医学病因和发病机制：本病的作用光谱主要是 UVB，其引起的红斑呈鲜红色。UVA 引起深红色红斑。短波紫外线（UVC）引起的皮肤红斑呈粉红色。

中医认为本病是由于在强烈的阳光的曝晒下，暑热之气侵入人体，热盛成毒，熏蒸肌肤，损伤肌肉而成。

【治疗】

◆ 中医中药

◎辨证论治

1.风热蕴肤证：在照射后几小时，皮肤暴露部位发生境界清楚的红斑，自觉灼热疼痛，触之痛甚。常 2 ~ 3 天后自愈。

【中成药】清热化毒丸或双黄连口服液 + 板蓝根冲剂，口服。

【外治】科蔓多凝胶、全蝎软膏混合外用，日 2 次。

2.热毒灼肤证：红斑色深、肿胀，出现水疱或大疱，皲裂后糜烂，可伴有发热、头痛、恶心，全身不适，几天后吸收，结痂，脱屑愈合。

【治则】清热解毒凉血。

【方药】皮炎汤 1 号加减。

【组成】生地 20g，赤芍 20g，牡丹皮 15g，玄参 10g，紫草 20g，大青叶 15g，连翘 15g，黄芩 15g，石膏 30g，知母 15g，滑石 20g，白茅根 30g，水煎，日 1/2 剂，早晚饭后半小时温服。

【外治】龙胆草 30g，甘草 30g，苦参 30g，马齿苋 30g，冷湿敷，日 2 次。

◆ 西医治疗

瘙痒重者用爱宁达，外涂 1 周后，再用全蝎软膏、湿润烧伤膏。

第十四章 红斑丘疹鳞屑性皮肤病

第一节 银屑病

【概说】

银屑病是一种常见的易复发的慢性炎症性皮肤病。本病发病率较高，易于复发，病程较长，尤以青壮年为主。中医称之为"白疕"

【病因病机】

现代医学病因和发病机制：银屑病的确切病机尚未清楚，目前认为是由多种因素相互作用的多基因遗传病。发病因素有诸多学说，主要有以下几种：

（1）遗传因素，本病常有家族性发病史，并有遗传倾向；

（2）免疫因素，免疫/炎症反应的多个环节，部分已经证实与银屑病相关，某些还只是猜测；

（3）感染因素，许多学者在多方面均证实链球菌感染与银屑病发病和病程迁延有关，金黄色葡萄球菌感染可使皮损加重；

（4）其他，代谢紊乱、神经因素、环境因素、药物因素等诸多因素均与银屑病的发病和转归有明显相关性。

本病临床分为寻常型（最多见）、脓疱型、关节型和红皮病型。

中医认为本病的形成多属于营血亏损，血热内蕴，化燥生风，肌肤失于濡养所致。初起多为风寒或风热之邪侵袭肌肤，致营卫失和，气血不畅，阻于肌肤，外不得宣泄，内不得利导；久病气血耗伤，血虚风燥，肌肤失养使病情加重或营血亏虚，气血运行受阻致瘀阻肌肤而成。王俊志认为本病总因素体血分有热，或外感风寒风热，或嗜食肥甘厚味，致使气血失和，肌肤失养，或情志不畅，郁而化火，或久居湿地感受寒湿，郁久而生湿热，内外合邪，湿热毒蕴，邪五去处，发于肌肤，致使疾病发生。血分有热为本病病因病机的关键，并贯穿疾病发生发展全过程，因此无论各期治疗都应配伍清热凉血之药，如土茯苓、紫草等，以清血分郁热。

【治疗】

◆中医中药

◎辨证论治

第一类：寻常型

1. 血热证——急性期（进行期）。

【表现】皮疹鲜红，新出皮疹不断增多或迅速扩大，瘙痒较重；可伴有咽部红肿疼痛，口干，大便干。舌质红，脉弦滑。

【治则】清热凉血，活血解毒。

【方药】消银1号加减。

【组成】水牛角30g，生地黄20g，赤芍15g，牡丹皮15g，紫草15g，蒲公英15g，土茯苓30g，连翘15g，黄芩15g，知母10g，白鲜皮20g，地肤子20g，白术15g，陈皮10g，石膏30g，紫花地丁15g，水煎，日1/2剂，早晚饭后半小时温服。

若月经量多或提前可加仙鹤草30g、茜草15g（孕龄期、月经正常女性不宜用）；咽喉疼痛可加大青叶15g、板蓝根30g、金银花30g。

【中成药】丹青胶囊、复方青黛胶囊（若脾胃差可配合饭前服养胃颗粒或香砂养胃丸）等。

【外治】①全蝎软膏＋蜈黛软膏＋萌尔夫调匀外用。②放血拔罐疗法。③可配合药浴、紫外光照射、封包治疗等。

2. 湿热证——急性期（进行期）。

【表现】皮损以头部为重，迅速增多，并伴有部分皮损潮红，新生皮疹不断出现，苔薄黄或黄腻，脉弦滑。

【治则】清利湿热，凉血解毒。

【方药】龙胆泻肝汤加减。

【组成】龙胆草 15g，栀子 15g，黄芩 15g，柴胡 15g，生地 15g，车前子 15g，泽泻 15g，小通草 15g，甘草 10g，当归 15g，白茅根 30g，紫草 15g，水煎，日 1/2 剂，早晚饭后半小时温服。

【中成药】龙胆泻肝丸、丹青胶囊、复方青黛胶囊（脾胃差可配合饭前服养胃颗粒或香砂养胃丸）。

【外治】同前。

3. 风湿热蕴证——亚急性期（不稳定期）。

【表现】皮损偶有新发，颜色潮红，鳞屑较厚，瘙痒较剧，舌边尖红，苔薄腻，脉滑数。

【治则】清热利湿，祛风止痒。

【方药】消风散加减。

【组成】荆芥 15g，防风 15g，蝉蜕 15g，火麻仁 20g，苦参 20g，苍术 15g，当归 20g，石膏 20g，知母 15g，牛蒡子 15g，小通草 10g，浮萍 15g，当归 20g，胡麻 10g，炒薏仁 15g，炒白术 15g，甘草 10g，陈皮 15g，紫草 15g，水煎，日 1/2 剂，早晚饭后半小时温服。

若皮损以后背部、下肢为重，瘙痒较剧，伴关节疼痛，舌胖大，苔微黄腻，脉滑数，亦可用当归拈痛汤加减。

当归拈痛汤：羌活 15g，甘草 15g，茵陈 15g，防风 15g，苍术 15g，当归 20g，知母 10g，猪苓 15g，泽泻 15g，升麻 15g，白术 15g，黄芩 15g，葛根 15g，苦参 20g，独活 15g，菝葜 30g，党参 20g，威灵仙 20g，水煎，日 1/2 剂，早晚饭后半小时温服。

【中成药】苦参祛风丸（脾胃虚寒者可饭前服养胃颗粒或香砂养胃丸）、消银胶囊、银屑颗粒等。

【外治】①连榆解毒膏，日 2 次外用。②药浴。③紫外线照射。
④封包疗法。

4. 血虚风燥证——慢性期（静止期）。

【表现】皮损淡红，鳞屑干燥，伴有口干咽燥。舌质淡，脉弦滑。

【治则】养血润燥，祛风解毒。

【方药】当归饮子加减。

【组成】当归 15g，熟地 15g，川芎 15g，白芍 15g，甘草 10g，
蒺藜 30g，荆芥 10g，防风 10g，黄芪 30g，生地 15g，白鲜皮 30g，
地肤子 15g，赤芍 15g，徐长卿 30g，鸡血藤 30g，全蝎 10g，蜈蚣 2 条，
丹参 20g，紫草 15g，蛇蜕 30g(或乌梢蛇 30g)，水煎，日 1/2 剂，早
晚饭后半小时温服。

【中成药】润燥止痒胶囊＋玉屏风颗粒、六味地黄丸、蜈蚣托
毒丸。

【外治】①斑块型可走罐。②连榆解毒膏，日 2 次外用。③药浴。
④封包。⑤紫外线照射。

5. 血瘀风燥证——慢性期（静止期）。

【表现】皮损颜色暗红，肥厚浸润经久不退，多表现为斑块型。
舌质紫黯或有瘀斑瘀点，脉涩。

【治则】活血化瘀，疏风润燥。

【方药】当归饮子合桃红四物汤加减。

【组成】当归 15g，熟地 15g，川芎 15g，白芍 15g，甘草 10g，
蒺藜 30g，荆芥 10g，防风 10g，黄芪 30g，徐长卿 30g，桃仁
15g，红花 5g，三棱 15g，鸡内金 30g，皂角刺 20g，防风 15g，莪术
15g，生甘草 10g，水煎，日 1/2 剂，早晚饭后半小时温服。

【中成药】蜈蚣托毒丸、六味地黄丸、润燥止痒胶囊。

【外治】同上。

若皮损以头部为重，皮损颜色暗红，肥厚浸润经久不退，舌质
紫黯或有瘀斑瘀点，脉涩，则可在上方的基础上配合仙方活命饮。

仙方活命饮：金银花 30g，白芷 15g，贝母 15g，防风 15g，赤芍
15g，当归 15g，生甘草 10g，皂刺 15g，天花粉 15g，乳香 10g，没

药 10g，陈皮 15g，三棱 15g，莪术 15g，威灵仙 15g，蜈蚣 2 条，全蝎 5g，水煎，日 1/2 剂，早晚饭后半小时温服。

6. 恢复期——消退期。

【表现】皮损减轻，向愈发展，伴久病伤阴之症，如盗汗、午后潮热、五心烦热、舌红少苔、脉细数无力等。

【中成药】知柏地黄丸、六味地黄丸、润燥止痒胶囊、蜈蚣托毒丸等。

第二类：特殊类型

（一）脓疱型

1. 湿热毒蕴证（重症）——急性期。

【表现】症状较重者，多呈现全身泛发无菌性小脓疱，上有少量鳞屑，呈周期性发作，舌红苔黄腻，脉数。

【治则】清热解毒，利湿止痒。

【方药】消银 1 号加减。

【组成】水牛角 30g，生地黄 20g，赤芍 15g，牡丹皮 15g，紫草 15g，蒲公英 15g，土茯苓 30g，连翘 15g，黄芩 15g，知母 10g，白鲜皮 20g，地肤子 20g，白术 15g，陈皮 10g，石膏 30g，紫花地丁 15g，水煎，日 1/2 剂，早晚饭后半小时温服。

若患者伴高热可加玳瑁、羚羊角等。

2. 湿热毒蕴证（轻症）——亚急性期。

【表现】症状较轻者，多在掌跖部单发无菌性小脓疱，周期性发作。

【中成药】丹青胶囊、银屑颗粒、龙胆泻肝丸、金莲泡腾片、苦参祛风丸等。（脾胃虚寒者可饭前口服养胃颗粒或香砂养胃丸。）

【外治】①可泡洗脓疱型银屑病外洗方。水煎，日 1 剂温泡洗。②连榆解毒膏，日 2 次外用。

3. 阴虚湿毒证——慢性期。

【表现】疾病的终末期，症状较轻，但缠绵不愈者。

【中成药】知柏地黄丸、六味地黄丸、蜈蚣托毒丸等。

【外治】①全蝎软膏＋蜈黛软膏＋萌尔夫，调匀外用，日 2 次。

②卡泊三醇乳膏，日 2 次外用。

（二）红皮病型

1. 热毒炽盛证。

【表现】本型较少见，多由寻常型发展而来，或因失治误治而发本病。呈全身皮肤弥漫性潮红，大量脱屑，仅有少量正常皮岛，可自觉畏寒高热、头痛，便干，舌红绛，苔黄腻，脉弦滑数。

【治则】清热解毒，凉血滋阴。

【方药】清瘟败毒饮加减。

【组成】生地 20g，黄连 10g，黄芩 15g，牡丹皮 20g，石膏 30g，炒白术 20g，栀子 10g，甘草 10g，玄参 20g，连翘 15g，知母 15g，淡竹叶 20g，赤芍 15g，金银花 30g，陈皮 15g，苍术 15g，玳瑁 15g，蒲公英 15g，羚羊角 5g，水牛角 30g，紫花地丁 15g，生山药 30g，水煎，日 1/2 剂，早晚饭后半小时温服。

【外治】①刺络放血。②猪大油 + 橄榄油外涂，或连榆解毒膏外用。

注：红皮病患者可见畏寒、往来寒热等症，是由皮肤炎症导致体温调节功能失调，而非伤寒少阳病的小柴胡汤症或外束风寒的麻黄汤证。另见血常规中白细胞计数增高，可见于红皮症较为严重的组织损伤，也可见于感染，此时尤应注意鉴别。

（三）关节型

【表现】本型单独发病极为少见，多为其他类型伴随关节损害，可有关节疼痛、肿胀、变形等症状。

【治则】清热利湿，祛风通络。

【方药】消银 1 号合桂枝知母石膏汤加减。

【组成】水牛角 30g，生地黄 20g，赤芍 15g，牡丹皮 15g，紫草 15g，蒲公英 15g，土茯苓 30g，连翘 15g，黄芩 15g，知母 10g，白鲜皮 20g，地肤子 20g，白术 15g，陈皮 10g，石膏 30g，紫花地丁 15g，桂枝 10g，防己 15g，薏苡仁 30g，水煎，日 1/2 剂，早晚饭后半小时温服。

【中成药】雷公藤片，按说明书口服。

【外治】刺络放血拔火罐：

大椎：第 7 颈椎棘突下凹陷中后正中线上；

肺俞：第 3 胸椎棘突下后正中线旁开 5cm；

心俞：第 5 胸椎棘突下后正中线旁开 5cm；

灵台：第 6 胸椎棘突下凹陷中后正中线上；

至阳：第 7 胸椎棘突下凹陷中后正中线上。

注：急性期时拔罐应在上述穴位附近的反应点刺络放血，避免同形反应。

◆西医治疗

系统治疗：MTX（甲氨蝶呤）、阿维 A、生物制剂（可善挺——多用于斑块型，益赛普——多用于关节型等）、静点甘草制剂等。

光疗：窄波 UVB，PUVA。

◇验案举隅◇

患者康某某，男，23 岁，2020 年 07 月 03 日初诊。

病史：患者自述 1 年前无明显诱因，出现周身散在红色斑丘疹，上覆银白色鳞屑，伴瘙痒。曾口服中药（具体药物不详）治疗，症状缓解不明显。曾外用药膏（疑含激素）治疗，有家族史，现患者周身散在红色斑丘疹，上覆银白色鳞屑，偶有瘙痒，无渗液，近日有新发红色丘疹，薄膜现象（＋），点状出血（＋），饮食尚可，睡眠好，二便正常，舌红苔黄，脉弦数。

【中医诊断】白疕。

【西医诊断】银屑病（急性期）。

【中医辨证】血热证。

【治则】清热凉血，活血解毒。

【处置】①中药汤剂：水牛角 30g，生地黄 30g，玄参 15g，赤芍 15g，牡丹皮 15g，土茯苓 30g，紫草 15g，蒲公英 20g，紫花地丁 20g，连翘 15g，黄芩 15g，石膏 30g，知母 10g，白鲜皮 20g，地肤子 20g，陈皮 15g，桑白皮 30g，白术 15g，怀山药 20g。7 剂，水煎服，日 1/2 剂早晚饭后半小时内温服。

②祛癣膏 4 盒，日 2 次，外用；科蔓多凝胶 4 支，日 2 次，外用。

二诊：患者皮疹颜色变淡，皮疹变薄，现未见新发皮疹，仍偶有瘙痒。饮食尚可，睡眠好，二便正常，舌红苔淡黄，脉弦数。

【处置】①上方加乌梅 20g，莪术 15g，地龙 15g。10 剂，水煎，日 1/2 剂早晚饭后半小时内温服。

②外用药同前。

三诊：患者皮疹部分消退，瘙痒感减轻，皮损以下肢为主。饮食尚可，睡眠好，二便正常，舌红苔薄白，脉弦略数。

【处置】①上方加黄柏 15g，苍术 15g，炒薏苡仁 30g，川牛膝 10g。10 剂，水煎，日 1/2 剂早晚饭后半小时内温服。

②外用药同前。

四诊：患者症状明显减轻，皮疹基本消退，瘙痒感消失，饮食尚可，睡眠好，二便正常，舌红苔薄白，脉弦。

【处置】①银屑颗粒 7 盒，1 袋 / 次，日 3 次，饭后半小时内口服。

②消银颗粒 5 盒，1 袋 / 次，日 3 次，饭后半小时内口服。

③外用药同前。

患者之后未进行复诊，随访 3 个月，患者皮疹已消，未见复发。

【按语】

本案银屑病。王俊志认为本案病机为患者先天禀赋不足，素体血分有热，加之嗜食肥甘厚味，致使气血失和，郁热内生，不得疏泻，蕴阻于肌肤而发。治疗时以犀角地黄汤合五味消毒饮加减，清除郁热为主。方中水牛角清热凉血，入肝经清除血分郁热；生地黄、玄参清热凉血滋阴，清热而不伤阴；赤芍、牡丹皮凉血活血，化瘀而不助热；土茯苓、紫草清热凉血；蒲公英、紫花地丁、连翘、黄芩清热解毒；石膏、知母清解气分邪热；白鲜皮、地肤子祛湿止痒；桑白皮清除肺经邪热；陈皮、白术、怀山药健脾除湿，顾护脾胃。全方共凑清热凉血，解毒祛瘀之功。同时配合外用祛癣膏、科蔓多凝胶，直达病所，清热凉血，通络祛邪。二诊患者症状减轻，未有新发皮疹，故而在原方基础上加入莪术、地龙，加大活血化瘀之力，乌梅取其抗过敏之性，加速皮疹消退。三诊患者皮疹以下肢为主，故而加入四妙散苍术、黄柏、薏苡仁、川牛膝清解下焦湿热，同时引药下行，促进皮疹痊愈。本案内服汤药以调整机体平衡，外用药物以促进皮疹痊愈，疗效显著。

第二节　多形性红斑（附环形红斑）

【概说】

多形性红斑为急性炎症性皮肤病，有自限性，皮疹多形，有红斑、丘疹、风团、水疱等，特征性皮疹为靶形损害即虹膜状皮疹，有不同程度黏膜损害，少数有内脏损害。中医称之为"猫眼疮"。

【病因病机】

现代医学病因和发病机制：病因不明，多形性红斑的病因与诸多因素有关：感染、药物、内脏疾病等。

中医认为本病总由为素体禀赋不耐，腠理不固，感受不耐之物，搏于肌肤所致。风寒外袭，阻塞络道，寒凝血滞，营卫不和或风湿热蕴结或热毒内生，火毒炽盛，气血两燔，蕴阻肌肤而发。

本病临床分为红斑丘疹型，水疱大疱型，重症型。

【治疗】

◆中医中药

◎辨证论治

1.急性期：多见于湿热蕴结证，起病急，皮损鲜红，水疱较大，发热，咽痛，伴或不伴口干、关节痛，便干，舌质红，苔薄黄或黄腻，脉弦滑。

【治则】清热凉血，祛湿消肿。

【方药】犀角地黄汤＋五味消毒饮＋萆薢渗湿汤。

【组成】水牛角 30g，生地黄 20g，赤芍 15g，牡丹皮 15g，金银花 30g，泽泻 15g，野菊花 20g，蒲公英 20g，紫花地丁 15g，萆薢 20g，薏苡仁 30g，黄柏 15g，滑石 20g，小通草 15g，水煎，日 1/2 剂，早晚饭后半小时温服。

2. 亚急性期：多见于湿热证，红斑水肿，兼见水疱，伴见乏力，纳呆，大便黏，舌红，苔黄腻，脉滑数。

【治则】健脾清热除湿。

【方药】犀角地黄汤＋五味消毒饮＋萆薢渗湿汤加减。

【组成】水牛角 30g，生地黄 20g，赤芍 15g，牡丹皮 15g，金银花 30g，泽泻 15g，野菊花 20g，蒲公英 20g，紫花地丁 15g，萆薢 20g，薏苡仁 30g，黄柏 15g，滑石 20g，小通草 15g，茯苓 20g，炒白术 30g，陈皮 15g，水煎，日 1/2 剂，早晚饭后半小时温服。

3. 慢性期：多见于寒湿阻络证，较为少见，皮疹暗红，遇寒加重，下肢沉重，舌质淡，苔白，脉沉细。

【治则】温经散寒，和营通络。

【方药】当归四逆汤加减。

【组成】当归 20g，白芍 15g，桂枝 15g，细辛 10g，炙甘草 10g，大枣 5 枚，小通草 15g，木瓜 30g，忍冬藤 30g，水煎，日 1/2 剂，早晚饭后半小时温服。

【外治】连榆解毒膏或全蝎软膏外用。

若口腔病变用生甘草水煎，漱口；重症有眼部病变可选龙胆泻肝汤合五味消毒饮＋菊花、密蒙花，必要时请眼科会诊。

附：环形红斑

环形红斑，本病是一种原因不明慢性反复发作的环状红斑性皮肤病，多数病例病因不明，可能是对某些抗原的过敏反应。王俊志认为本病为风湿热蕴积肌肤所致，内治为主。

【辨证】风湿热蕴。

【治则】祛风清热化湿。

【方药】消风散加减。

【组成】荆芥15g，防风15g，蝉蜕15g，火麻仁20g，苦参20g，苍术15g，当归20g，石膏20g，知母15g，牛蒡子15g，小通草10g，浮萍15g，胡麻10g，炒薏仁15g，炒白术15g，甘草10g，陈皮15g，紫草15g，水煎，日1/2剂，早晚饭后半小时温服。

◇验案举隅◇

患者王某，女，37岁，2020年10月30日初诊。

病史：患者双侧手指、手背出现明显红斑丘疹，部分皮疹中心偶见水疱，呈多形性分布，起病急骤，伴瘙痒、疼痛7天，有轻微头痛、发热等全身症状。患者嗜食肥甘厚味、辛辣腥发之物，口苦伴异味，手足热而汗出，便黏腻，舌红苔黄腻，脉滑数。

【中医诊断】猫眼疮。

【西医诊断】多形性红斑。

【中医辨证】湿热蕴结证。

【治则】清热凉血，祛湿消肿。

【方药】犀角地黄汤＋五味消毒饮＋萆薢渗湿汤加减，

【组成】水牛角30g，生地黄20g，赤芍15g，牡丹皮15g，金银花30g，泽泻15g，蒲公英20g，紫花地丁15g，萆薢20g，茯苓20g，薏苡仁30g，黄柏15g，滑石20g，小通草10g，白茅根30g，地肤子20g，白鲜皮20g，土茯苓30g。7剂，水煎，日1剂，早晚餐后温服。

【外治】湿疹皮炎湿敷、芩柏止痒洗剂外用，日2次。

二诊：患者瘙痒、疼痛缓解，红斑丘疹变化不明显，但水疱干瘪，头痛、发热等全身症状消失，口苦减轻，大便尚可，余症皆有所减轻，舌红，苔微黄腻，脉滑数。故在原方基础上进行加减，去土茯苓、白鲜皮、地肤子，加苍术、白术各15g，羌活、防风各10g，外用药同前，并继续嘱咐患者忌食辛辣腥发之品。

三诊：红斑丘疹明显减轻，颜色变淡，水疱消失，大便略溏，口苦症状消失，舌淡红，苔微黄，脉滑。故在原方基础上去蒲公英、紫花地丁继续服用1个月，并随访3个月，观察患者是否病情反复。

【按语】

患者属湿热蕴结型，因过食辛辣肥甘，损伤脾胃，湿浊内生，蕴久化热，外因湿热之邪侵袭，内外邪相合形成湿热蕴结，以致营卫不和，气血凝滞，外发于肌肤。本病中医称之为"猫眼疮"，正如《医宗金鉴·外科心法》猫眼疮记载："初起形如猫眼，光彩闪烁，无脓无血，但痛痒不常，久则近胫。"王俊志结合病因病机并根据多年临床经验总结出本病湿热蕴结型多用犀角地黄汤＋五味消毒饮＋萆薢渗湿汤加减。方中水牛角咸寒之品，凉血清心而解热毒，使火平热降，毒解水宁；生地苦寒，凉血伴滋阴，既可助水牛角清热凉血，又可复已失之阴津；赤芍、牡丹皮清热凉血，又可散瘀，可收化斑除疹之功；金银花，既清热解毒，又可消解水疱；蒲公英、紫花地丁、土茯苓助金银花加强清热解毒之力；"治湿不利小便，非其治也"，故以萆薢、滑石、泽泻、小通草清热利湿，以导其下行；薏苡仁、茯苓渗湿于中，顾护脾胃；黄柏清热燥湿，共助清热祛湿之功；白鲜皮、地肤子共用，祛风止痒之力显著；全方利湿清热，疏风散邪，表里上下分消，使壅滞得以宣通。二诊时诸症略有减轻，但仍不显，且为防方中药物过于寒凉伤及脾胃正气，故去除土茯苓；患者痒感减轻明显，故去鲜皮、地肤子；而加白术、苍术取其健脾燥湿之力，以杜绝生湿之源；加防风、羌活既能解表疏风，取其"风能胜湿"之意，复能升发脾胃清阳以化湿；三诊诸证减轻明显，但大便略溏，故继续去除蒲公英、紫花地丁等寒凉之药，缓和脾胃压力，并继服1个月，随访3月余未见病情反复。

第三节　结节性红斑

【概说】

结节性红斑是常见的炎症性脂膜炎，临床特征为下肢伸侧疼痛性红斑、结节，春秋季好发，有自限性。中医称之为"瓜藤缠"。

【病因病机】

现代医学病因和发病机制：病因与多种因素有关，主要有：

（1）感染，溶血性链球菌性上呼吸道感染、结核菌等感染；

（2）药物，常见有磺胺、碘剂，尤其是口服避孕药；

（3）雌激素，该病多见于女性，妊娠时常发生结节性红斑，提示雌激素可促使发病；

（4）其他疾病，自身免疫病、结节病等。

中医认为本病总由为素体血热或体虚，复感寒、湿、热等外邪，下注肢体，致使经络瘀阻而发。素体血分蕴热，外感湿邪，湿热郁结或素体湿盛，湿郁化热。湿热下注，阻塞经络而发病；或见于体虚之人，寒湿之邪外袭，客于肌肤，流注经络，导致气血经络运行不畅，湿瘀互结而发。

【治疗】

◆中医中药

◎辨证论治

临床多以湿热瘀阻证为主。

【进行期】起病急，结节鲜红，略高于皮面，红肿热痛，疼痛明显；可伴足踝部肿胀，发热，咽痛，肌肉关节疼痛，口渴。舌红，苔黄腻，脉弦滑。

【治则】清热利湿，凉血散瘀。

【方药】四妙勇安汤加减。

【组成】金银花 30g，玄参 15g，当归 20g，生甘草 10g，黄柏 15g，苍术 15g，薏苡仁 30g，川牛膝 10g，赤芍 15g，牡丹皮 15g，土茯苓 50g，夏枯草 20g，牡蛎 30g，浙贝母 15g，水煎，日 1/2 剂，早晚饭后半小时温服。

若疼痛较重者加延胡索 15g；血瘀较重者加三棱 15g，莪术 15g，鸡内金 50g。

【中成药】尪痹片、蜈蚣托毒丸、大黄䗪虫丸，按说明书口服。

【外治】消瘀膏、托瘀散，外用。

◇验案举隅◇

患者郭某，男，34 岁，2021 年 01 月 01 日初诊。

病史：患者 1 个月前双小腿出现多个红色疼痛性结节，自诉因上呼吸道感染、扁桃体肿大疼痛，发热达到 38.6℃，随后皮损突然发生。皮疹鲜红、对称性分布、疼痛明显，表面略隆起，触之皮肤温度较高，就诊时口干口渴，睡眠尚可，饮食欠佳，大便秘结，关节略有不适，舌体胖大，边有齿痕，舌质黯红，苔黄腻，脉弦滑。

【中医诊断】瓜藤缠。

【西医诊断】结节性红斑。

【中医辨证】湿热瘀阻证。

【治则】清热利湿解毒，凉血散瘀。

【方药】四妙勇安汤加减，金银花 30g，玄参 15g，当归 20g，生甘草 10g，黄柏 15g，苍术 15g，薏苡仁 30g，川牛膝 15g，延胡索 30g，赤芍 15g，牡丹皮 15g，土茯苓 60g，夏枯草 30g，牡蛎 30g，浙贝母 15g，焦三仙各 15g，鸡内金 30g。14 剂，水煎，日 1/2 剂，早晚餐后温服。

【中成药】通塞脉片，按说明书口服。

外治：连榆解毒涂搽，日 2 次外用。

二诊：2 周后复诊，疼痛明显减轻，红斑结节消退诸多，饮食好转，大便趋于正常，关节肿胀不适感消失，继服上方 3 周，停药随访 2 个月，未见病情反复。

【按语】

结节性红斑是一种常见的由于血管炎所引起的结节性皮肤病，常见于小腿伸侧的红色或紫红色疼痛性炎性结节，因结节如藤系瓜果绕腿胫而生，故中医命名瓜藤缠。《医宗金鉴·外科心法要诀》云："此证生于腿胫，流行不定，或发一二处，疮顶形似牛眼，根脚漫肿……若绕胫而发，即名瓜藤缠"。王俊志在治疗本病时，常用四妙勇安汤进行辨证加减。方中金银花性甘寒，尤善清热解毒，兼可透散表邪，具有较好的抗菌消炎解热作用；玄参长于清热凉血解毒，并能软坚散结，与金银花合用，既能清解气分之邪热，又解血分之热毒，清热解毒之力尤甚；当归在本方中有养血活血之力，可行气血，通血脉，止疼痛；甘草生用，既清热解毒，又调和诸药，本方诸药合用，共奏清热解毒、活血止痛之功。除此之外，王俊志因患者病在下肢，且湿热明显，故加入四妙散，其中黄柏、苍术合用健脾燥湿；川牛膝活血祛瘀、利尿通淋，且引血热及诸药下行，使邪热从下而消；薏苡仁独入阳明，祛湿热而利筋络，四药共用，共奏清热利湿之功。方中以延胡索活血止痛；赤芍、牡丹皮合用取其清热凉血，祛瘀止痛之效；重用土茯苓以解毒除湿，并可利关节止痛；夏枯草、牡蛎、浙贝母三药共用，共奏散结化瘀之力；脾胃不适，故加焦三仙调理胃肠。二诊时诸证减轻明显，故仍服上方以及外用巩固疗效，并随访。王俊志认为运用四妙勇安汤并辨证加减四妙散治疗下肢疾患，如丹毒、下肢静脉炎等，凡辨证属湿热瘀阻，皆可用之，效果显著。

第四节 玫瑰糠疹

【概说】

玫瑰糠疹是一种红斑丘疹鳞屑性急性炎症性皮肤病。皮损以被覆糠秕状鳞屑的玫瑰色斑丘疹为特征。开始为一母斑，1~2周后分批出现分布广泛的椭圆形，长轴沿皮纹的继发斑。易发病于青年人，病程呈自限性。中医称之为"风热疮"

【病因病机】

现代医学病因和发病机制：不明。目前有感染、药物、自身免疫、遗传性过敏等多种学说，其中以病毒感染学说可能性最大。

中医认为本病多因血热之体，复感风邪，内外合邪，闭塞腠理，郁于肌肤而成；或因素体营血不足，或因耗伤阴液，则生风化燥，肌肤失于荣养。

【治疗】

◆中医中药

◎辨证论治

【急性期】多见于风热血热证，皮损红，少量鳞屑，瘙痒较重，时间较长。舌质红，苔薄白，脉弦滑。

【治则】祛风化湿，清热凉血。

【方药】消风散加减。

【组成】荆芥 15g，防风 15g，蝉蜕 15g，火麻仁 20g，苦参 20g，苍术 15g，当归 20g，石膏 20g，知母 15g，牛蒡子 15g，小通草 10g，浮萍 15g，胡麻 10g，炒薏仁 15g，炒白术 15g，甘草 10g，陈皮 15g，板蓝根 30g，大青叶 30g，水煎，日 1/2 剂，早晚饭后半小时温服。

【中成药】消风散、消风止痒颗粒、防参止痒颗粒，按说明书口服。

【外治】科蔓多凝胶或配合全蝎软膏，日 2 次外用。

◇验案举隅◇

患者张某，女，56 岁，2020 年 11 月 16 日初诊。

病史：患者 5 天前无明显诱因下周身多处出现椭圆形红斑，红斑长轴与皮肤纹理方向一致，并覆有糠秕状鳞屑，偶有轻度瘙痒，外用激素类药膏（具体不详），反复不愈，效果欠佳，出现低热、头痛等感冒样不适症状。自述不欲饮食，心烦，口苦口干，睡眠可，大便干燥，2 日 1 行，小便微黄，舌质红，苔黄，脉弦滑。

【中医诊断】风热疮。

【西医诊断】玫瑰糠疹。

【中医辨证】风热血热证。

【治则】清热凉血，祛风止痒。

【方药】消风散加减，荆芥 15g，防风 15g，生地黄 30g，蝉蜕 15g，苦参 20g，陈皮 15g，苍术 15g，石膏 20g，知母 15g，牛蒡子 15g，金银花 30g，紫花地丁 15g，大青叶 15g，甘草 10g。7 剂，水煎，日 1 剂，早晚餐后温服。

【外治】全蝎软膏＋科曼多凝胶，每日 2 次，外用。

二诊：1 周后，躯干四肢红斑变淡，鳞屑减少，偶有新发皮损，瘙痒减轻，饮食改善，大便趋于正常，头痛、低热等症状消失，口苦口干症状仍在，舌质红，苔薄黄，脉滑。继服上方 5 剂，金银花、生地黄减至 15g，加天花粉 15g，余同前，外用药同前。

三诊：躯干四肢红斑基本消退，已无新发皮损，口苦，口干症状减轻，二便正常，继服 7 剂巩固疗效，外用药同前。随访 4 周，未见复发。

【按语】

王俊志认为本病多因血热之体，复感风邪，内外合邪，闭塞腠理，郁于肌肤而成，二者为本病病机之关键。治疗上以清热凉血为主，祛风化湿为辅，辨病与辨证相结合，注重顾护脾胃。玫瑰糠疹在发病前常有全身不适、低热、头痛、不欲饮食等前驱症状，继而在四肢躯干等部位出现椭圆形红斑、上覆糠秕状鳞屑，红斑长轴与皮纹一致，可能有"母斑"的出现，偶有轻度瘙痒。本病属于中医"风热疮"的范畴，亦称"风癣"，《外科正宗》曰："风癣如云朵，皮肤娇嫩，抓之则起白屑。"本例患者因素体血热，复感风热之邪而发本病，以红斑、糠秕状鳞屑、瘙痒等症状前来我院就诊，并有口苦口干，心烦，大便干燥，小便黄，舌质红，苔黄，脉弦滑等风热血热之证。血热蕴肤，故见躯干四肢散在性椭圆形红斑；心烦、多因内火侵心；邪热耗伤阴津，故而口苦口干、大便干燥，小便黄等症状明显；风热外客于肌表故而表现为皮肤瘙痒。故内治法以口服中药汤剂用消风散加减以祛风化湿，清热凉血。方中以生地、大青叶清热凉血解毒，为方中主药；金银花、紫花地丁等加强清热凉血之力；荆芥、防风、苦参、蝉蜕取其祛风止痒之功；陈皮、苍术行气健脾，顾护脾胃；牛蒡子既可疏散风热，又可解毒透疹；知母取其清热生津之效；生地、知母皆有润肠通便之功，全方合用，共取清热凉血，祛风止痒之力。外治法应用全蝎软膏配合科曼多凝胶，以清除风热，滋阴止痒。二诊红斑变淡，鳞屑减少，偶有新发，治疗仍以上方加减，由于热象症状减轻，故减少金银花、生地黄用量，以防苦寒伤正，又因口干症状明显，故加天花粉清热生津止渴，余同前。三诊患者症状基本消散，效果显著，故继续服用 7 剂巩固疗效，并随访。

第五节　扁平苔藓

【概说】

扁平苔藓是一种发生于皮肤、毛囊、黏膜和指（趾）甲的常见的病因不明的慢性炎症性疾病，皮损通常为紫红色多角形瘙痒性扁平丘疹。中医称之为"紫癜风"

【病因病机】

现代医学病因和发病机制：病因及发病机制尚无定论。

（1）免疫学发病机制，主要是细胞介导的免疫反应为主因，继发和伴随体液免疫反应；

（2）遗传因素，特发性扁平苔藓有遗传易感性，扁平苔藓的遗传异质性提示特发性皮肤扁平苔藓和单纯黏膜扁平苔藓有不同的发病机制；

（3）感染因素；

（4）精神神经因素，通常在神经紧张、焦虑后发病或加重；

（5）药物因素、某些疾病、酶的异常。

中医认为本病的形成多因饮食不节，脾失健运，湿蕴不化，兼外感风热，风湿蕴积，阻滞经络，发于肌肤；或因情志不畅，气滞血瘀，阻于肌肤所致；或素体阴血不足，肝肾亏虚，阴虚内热，虚火上炎于口所致。

【治疗】

◆中医中药

◎辨证论治

可参考寻常型银屑病的治疗。

1. 血热证。

【表现】皮疹鲜红，扁平丘疹，广泛分布，自觉瘙痒，多伴有黏膜损害，口干，大便干。舌质红，脉弦数。

【治则】清热凉血，活血解毒。

【方药】消银 1 号加减。

【组成】水牛角 30g，生地黄 20g，赤芍 15g，牡丹皮 15g，紫草 15g，蒲公英 15g，土茯苓 30g，连翘 15g，黄芩 15g，知母 10g，白鲜皮 20g，地肤子 20g，白术 15g，陈皮 10g，石膏 30g，紫花地丁 15g，水煎，日 1/2 剂，早晚饭后半小时温服。

2. 风湿热蕴证。

【表现】皮损广泛分布，紫红色扁平丘疹，可出现黏膜糜烂溃疡，乏力纳呆，苔薄黄或黄腻，脉弦滑。

【治则】清热利湿，祛风止痒。

【方药】消风散加减。

【组成】荆芥 15g，防风 15g，蝉蜕 15g，火麻仁 20g，苦参 20g，苍术 15g，当归 20g，石膏 20g，知母 15g，牛蒡子 15g，小通草 10g，浮萍 15g，胡麻 10g，炒薏仁 15g，炒白术 15g，甘草 10g，陈皮 15g，紫草 15g，水煎，日 1/2 剂，早晚饭后半小时温服。

3. 血虚风燥证。

【表现】皮损干燥暗红，瘙痒剧烈，伴有口干咽燥。舌红少苔，脉沉细。

【治则】养血润燥，祛风解毒。

【方药】当归饮子加减。

【组成】当归 15g，熟地 15g，川芎 15g，白芍 15g，甘草 10g，蒺藜 30g，荆芥 10g，防风 10g，黄芪 30g，生地 15g，白鲜皮 30g，地肤子 15g，赤芍 15g，徐长卿 30g，鸡血藤 30g，全蝎 10g，蜈蚣 2 条，丹参 20g，紫草 15g，蛇蜕 30g，水煎，日 1/2 剂，早晚饭后半小时温服。

4. 肝肾阴虚证。

【表现】皮损局限，颜色较暗，或伴萎缩，向愈发展，伴久病伤阴之症，如盗汗、午后潮热、五心烦热、舌红少苔、脉细数无力等。

【治则】滋阴降火。

【方药】知柏地黄丸加减。

【组成】知母 15g，黄柏 15g，生地 30g，山茱萸 20g，山药 30g，泽泻 15g，茯苓 15g，牡丹皮 15g，水煎，日 1/2 剂，早晚饭后半小时温服。

【中成药】蜈蚣托毒丸 + 苦参祛风丸，按说明书口服。

若口腔扁平苔藓用解毒散、清热泻脾散、消胀保和散等量口服。

【外治】①火针治疗；②全蝎软膏配合科蔓多凝胶；③口腔扁平苔藓：生甘草，水煎，漱口，之后再用甘草油外搽。

第十五章 结缔组织疾病

第一节 红斑狼疮

【概说】

红斑狼疮是一种常见于15~40岁女性、临床上有多种表现、可累及全身任何脏器的自身免疫性疾病。红斑狼疮是一个病谱性疾病，分为盘状红斑狼疮、亚急性皮肤型红斑狼疮、深在性红斑狼疮、系统性红斑狼疮等。中医称之为"红蝴蝶疮"或"阴阳毒"。

【病因病机】

现代医学病因和发病机制：病因尚不清楚，但与以下几个因素有关：①遗传因素，遗传因素在红斑狼疮的发病中有一定作用；②病毒感染；③药物；④物理因素；⑤性激素，女性在系统性红斑狼疮的发病率明显高于男性；⑥其他，精神因素、环境因素等。

中医认为本病是由于先天禀赋不足，肝肾亏虚而致精血不足，虚火上炎；兼因腠理不密，日光暴晒，外热入侵，热毒入里，两热相搏，瘀阻脉络，内伤脏腑，外伤肌肤所致。王俊志认为本病肾阴精亏虚为本，热、毒、瘀为标。阴阳平衡失调致使脏腑受损而发病，大部分患者表现为阴虚内热，伴瘀毒互结。故滋阴清热，解毒散瘀治则贯穿疾病治疗始终。随着红斑狼疮的不同发展阶段，热、毒、瘀的表现程度也有所不同。故王俊志应用《金匮要略》中升麻鳖甲汤为基本方：滋补肾阴精以固本，清热、祛瘀、解毒治其标。其中鳖甲滋补肾阴；升麻透邪解毒，兼有清热之功；当归滋阴养血、活血，精血同源，养血以滋阴，活血以散瘀；甘草既调和又可解毒。

【诊断标准】

1997 年美国风湿病学会 SLE 分类标准（2009 年 SLICC 修订版）

临床标准

（1）急性或亚急性皮肤狼疮；

（2）慢性皮肤狼疮；

（3）口腔 / 鼻溃疡；

（4）非瘢痕性脱发；

（5）炎症性滑膜炎（可观察到的两个或两个以上关节肿胀或伴晨僵的关节触痛）；

（6）浆膜炎；

（7）肾脏病变：尿蛋白 > 0.5g/d 或出现红细胞管型；

（8）神经系统：癫痫发作或精神病，多发性单神经炎，脊髓炎，外周或颅神经病变，脑炎；

（9）溶血性贫血；

（10）白细胞减少（至少一次细胞计数 < 4.0×10^9/L）或淋巴细胞减少（至少一次细胞计数 < 1.5×10^9/L）；

（11）至少一次血小板减少（< 100×10^9/L）。

免疫学标准

（1）ANA 高于实验室参考值范围；

（2）抗 dsDNA 高于实验室参考值范围（ELISA 法需两次高于实验室参考值范围）；

（3）抗 Sm 抗体阳性；

（4）抗磷脂抗体：①狼疮抗凝物升高；②梅毒血清学试验假阳性；③抗心磷脂抗体至少两倍于正常值或中高滴度；④抗 β2GP1 中滴度以上升高；

（5）低补体（C3、C4 和 CH50）；

（6）无溶血性贫血但 Coombs 试验阳性。

确诊条件

（1）肾脏病理证实为狼疮肾炎并抗核抗体或抗 dsDNA 阳性；

（2）以上临床及免疫学指标中有 4 条以上符合（至少包含 1 项临床指标和 1 项免疫学指标）。

【治疗】

◆中医中药

◎辨证论治

1. 系统性红斑狼疮急性期：热毒炽盛证，面部红斑鲜红，甚至有瘀斑瘀点、血疱，甲下或睑结膜出血点，高热或烦躁或精神萎靡，口渴咽干。舌红绛，苔黄，脉滑数或洪数。

【治则】清热解毒，凉血消斑。

【方药】升麻鳖甲汤合清瘟败毒饮。

【组成】升麻 10g，鳖甲 10g，当归 15g，蜀椒 10g，生地黄 20g，黄连 10g，黄芩 15g，牡丹皮 15g，石膏 20g，栀子 15g，甘草 10g，淡竹叶 15g，水牛角 30g（先煎），玄参 15g，连翘 15g，知母 15g，白芍 15g，桔梗 15g，水煎，日 1/2 剂，早晚饭后半小时温服。

高热不退甚至有抽搐者可用羚羊角丝 3g，玳瑁 15g，先煎退热解痉；血热明显者加赤芍 15g，仙鹤草 30g，茜草 20g；大便秘结者加生大黄后下 10g；咽干咽痛者加大青叶 15g，板蓝根 15g。

注：如口服中药汤剂 3-7 天，症状无改善，应及时足量使用激素口服，以迅速改善症状。

2. 系统性红斑狼疮亚急性期：气阴两伤证，邪退正虚，可见不规则低热，头晕乏力，精神萎靡，心悸气短，失眠，食欲缺乏，自汗盗汗，关节酸痛。舌质淡红，苔薄白或薄黄，脉沉细弱。

【治则】益气养阴，佐以清热。

【方药】升麻鳖甲汤合生脉饮。

【组成】升麻 10g，鳖甲 10g，当归 15g，蜀椒 10g，甘草 10g，太子参 15g，麦冬 15g，五味子 15g，水煎，日 1/2 剂，早晚饭后半小时温服。

其中人参易为太子参，以养阴健脾（如用人参，应用时间不超过2周）。持续低热者加地骨皮15g，银柴胡30g；阴血亏虚者加黄精15g，紫河车10g；心悸失眠者加龙骨30g，牡蛎30g，酸枣仁10g，制远志15g；瘀血较重者加鬼箭羽30g。

【中成药】蜈蚣托毒丸；伴有关节疼痛者，育阴丸合尪痹片。

3. 盘状红斑狼疮或系统性红斑狼疮缓解期：阴虚内热证，多由高热或长期应用激素所致。症见五心烦热，心烦乏力，盗汗，咽干口苦，耳鸣脱发，关节疼痛。舌红少苔，脉细数。

【治则】滋肾养阴，凉血解毒

【方药】升麻鳖甲汤合六味地黄丸或杞菊地黄丸。

【组成】升麻10g，鳖甲10g，当归15g，蜀椒10g，甘草10g，生地黄20g，熟地黄20g，山药20g，山茱萸20g，茯苓15g，泽泻15g，牡丹皮15g；或升麻10g，鳖甲10g，当归15g，蜀椒10g，甘草10g，枸杞子15g，菊花15g，生地黄20g，熟地黄20g，山药20g，山茱萸20g，茯苓15g，泽泻15g，牡丹皮15g，水煎，日1/2剂，早晚饭后半小时温服。

红斑明显者加赤芍15g，玫瑰花10g，凌霄花10g。

【中成药】蜈蚣托毒丸；伴有关节疼痛者，育阴丸合尪痹片。

4. 系统性红斑狼疮后期：脾肾阳虚证，红斑不显，形寒肢冷，下肢甚至全身浮肿，有腹水、胸水，精神萎靡，食少纳呆。舌淡胖苔薄白，脉沉细弱。

【治则】温补脾阳，健脾利水。

【方药】升麻鳖甲汤合二仙汤。

【组成】升麻10g，鳖甲10g，当归15g，蜀椒10g，甘草10g，仙茅15g，淫羊藿15g，当归10g，巴戟10g，知母10g，黄柏10g，水煎，日1剂，早晚饭后半小时温服。

其中肉桂等补阳药不可过用，使用不宜超过2周，以免造成火毒亢盛。从现代医学角度讲，补阳药可能会使免疫反应加重。

注：系统性红斑狼疮病情复杂，变化迅速多端。选方用药应当审证求因，

不可一方对一证。应当采用中西医结合治疗的方案，合理应用激素，尤其在疾病急性期，中药配合足量激素，迅速控制病情。

◆西医西药

治疗急性期热毒炽盛证，出现高热（首先确定是由于自身免疫反应引发的高热，排除细菌、病毒等因素）、红斑时，定要及时足量（使用激素 1~3 天患者高热状态即可迅速缓解，若患者高热状态未解除说明糖皮质激素未用至足量，此时可增加糖皮质激素 50% 用量，若仍然未控制住病情，则继续增加糖皮质激素 50%，直至用至足量，患者症状迅速缓解）使用糖皮质激素。如果口服药物即可控制病情时，尽量选择口服药物。以口服甲泼尼龙片（美卓乐）18 片（72mg）为例，服用方法：早 10 片，午 8 片（此服药方法有利于减少自身负反馈调节对肾上腺的抑制作用）；1 周后减至 16 片。减至 16 片时服用方法：早 9 片，午 7 片，每周减 1 片，以此类推；减至 9 片时，每周减 1 ~ 2 片；减至 6 片时，每周减半片；减至 3 片时每周减 1/4 片。如减量过程中病情出现反复，则重新加量口服，具体用量视病情而定。如口服期间病情不见好转，予静点甲泼尼龙。常规甲泼尼龙 80mg 起步，早 40mg、晚 40mg+vc5g+5% 葡萄糖，静点；若病情未缓解可增大剂量 50% 控制病情，若仍不足，在此基础上继续增大剂量 50%；若病情稳定，常规每 2 周减激素 1/6 或每周减激素 1/12，同时补充钙离子、钾离子；当甲泼尼龙减 1/6 时，可早 40mg、晚 27mg+vc5g+5% 葡萄糖，静点，或早 40mg+vc5g+5% 葡萄糖，静点，晚口服甲泼尼龙片（美卓乐）28mg；之后依次递减，在减药过程中逐渐用口服药物代替静点药物。注意糖皮质激素用药期间一定要配合补钾补钙，口服门冬氨酸钾镁及迪巧钙片或通过静点补钾补钙。运用地塞米松或者醋酸泼尼松的原则同上（激素换算：4mg 甲泼尼龙 =0.75mg 地塞米松 =5mg 醋酸泼尼松）。

针对急性接触性皮炎、药毒，运用激素要快用、快减，以甲泼尼龙为例，用药方法：早 80mg、晚 40mg+vc5g+5% 葡萄糖，静点；若病情未缓解可增大剂量一倍或 50% 控制病情，同时补充钙、钾离子；

若病情稳定，每 3 日减少 20mg 甲泼尼龙，当甲泼尼龙减至 60mg 时，可早 40mg、晚 20mg+vc5g+5% 葡萄糖，静点，或早 40mg+vc5g+5% 葡萄糖，静点，晚口服甲泼尼龙片（美卓乐）20mg；当甲泼尼龙减至 40mg 时，可改为早口服甲泼尼龙片（美卓乐）24mg，晚口服甲泼尼龙片（美卓乐）16mg；之后每日减甲泼尼龙片（美卓乐）4mg，直至停用。运用地塞米松或者醋酸泼尼松的原则同上。

注意：

1. 口服糖皮质激素减至 12 片、9 片、6 片、3 片时，注意激素的速度要依次逐渐放缓，若减量过程中病情出现反复，则重新加量口服，具体用量视病情而定。

2. 轻症患者若不愿用糖皮质激素，可首选雷公藤总甙片口服。

3. 减激素时，可及时配合口服雷公藤总甙片，以使患者病情保持平稳。

4. 糖皮质激素不一定必须减至 0，减到最少量维持临床平稳时，亦可保持最少量终生口服。

5. 若患者有口腔黏膜损害，口服糖皮质激素时可以含服，以利于口腔黏膜修复。

◇验案举隅◇

患者陆某，女，29 岁，2020 年 07 月 24 日初诊。

病史：患者系统性红斑狼疮病史 5 年，近日复发，现头面部浮肿，面部可见"蝴蝶样"红斑皮疹，但不明显，以鼻梁为中心，对称分布，腿部酸胀明显，口服激素药"美卓乐"，日 2 片，效果反复，畏寒怕冷，面色恍白，食欲不振，恶心，乏力，心悸，月经紊乱不规律，量少，睡眠欠佳，二便不调，尿常规示：尿蛋白（++），血常规示：白细胞↓、血小板↓，表现出贫血症状，舌淡胖，苔白，脉沉细弱。

【中医诊断】红蝴蝶疮、阴阳毒。

【西医诊断】系统性红斑狼疮。

【中医辨证】脾肾阳虚证。

【治则】温补脾阳，健脾利水。

【方药】升麻鳖甲汤合二仙汤加减，升麻15g，鳖甲15g，黄芪30g，蜀椒10g，甘草10g，仙茅15g，淫羊藿15g，当归10g，巴戟10g，知母10g，黄柏10g，当归15g，川芎10g，熟地20g，生怀山药60g，茯苓30g。15剂，水煎，日1/2剂，早晚餐后温服。

【外治】科曼多凝胶外用，日2次。

二诊：患者身体水肿症状减轻，面部斑疹颜色变淡，畏寒缓解，面色趋于红润，食欲好转，入睡仍困难，二便恢复正常，检查尿蛋白（＋）、白细胞、血小板等略有提升，但不明显，舌质淡红，苔白，脉沉细。故在原基础上加龙骨30g，牡蛎30g，继续服用7剂，余同前。

三诊：患者水肿症状消失，皮疹颜色进一步变淡，面色姣好，食欲大振，失眠缓解明显，尿蛋白、血常规趋于正常，舌淡红，苔白，脉沉。继服上方15剂巩固疗效，随访3个月病情稳定。

【按语】

红斑狼疮，中医病名"阴阳毒"，《金匮要略》中"面赤斑，斑如锦纹，咽喉痛唾脓血，五日可治，七日不可治，升麻鳖甲汤主之。"邪气偏盛，郁久成毒，毒存于邪，毒依邪势，邪仗毒威，故致病具有起病急骤、来势猛烈、变化多端等特点，治疗以升麻鳖甲汤为基础方论治。本例患者水肿明显，心悸失眠、面色恍白、食欲不振、小便清长、大便不调等一派脾肾阳虚之象，故王俊志在升麻鳖甲汤基础上加入二仙汤滋补脾肾阴阳，效果显著。其中，升麻清热解毒，发表透邪；黄芪补气扶正升阳，行滞通痹，二者合用，清中有补，补中有透，清解瘀滞之毒而不伤正；鳖甲咸寒直入阴分，以达阴中求阳之效，且合用当归以滋阴散瘀；当归、熟地、川芎取自"四物汤"理气补血，扶正祛邪，化瘀生新；蜀椒解毒，以阳从阳欲其速散；仙茅、淫羊藿温补脾肾之阳；巴戟天温补肾阳而强筋骨，性柔不燥以助二仙温养之力；知母、黄柏滋补肾阴，以缓解二仙的辛热猛烈之性；山药补脾养胃，顾护正气；茯苓取其淡渗之力，利水消肿，使水邪从小便而解；甘草为使，调和诸药，合升麻解毒不伤中，合黄芪扶正不恋邪。全方温补脾肾、解毒祛瘀、调和阴阳，使面部红斑得消，脾肾两虚得补，内毒得清，"阴阳失衡"状态得以调和。二诊时症状皆有缓解，但睡眠仍差，故在原方基础上加龙骨、牡蛎，重镇安神以助睡眠。三诊患者除症状基本消退外，各项检查指标也逐渐恢复正常，故继服原方巩固疗效，并随访。

第二节　皮肌炎

【概说】

皮肌炎是一种侵犯皮肤肌肉及血管，以肌肉发炎及变性而引起肌肉酸痛和触痛，并伴有软弱乏力同时发生毛细血管扩张，对称性充血，色素沉着等皮炎症状的皮肤病。中医称之为"肌痹"。

【病因病机】

现代医学病因和发病机制：本病病因不明，发生与以下因素有关。

（1）自身免疫，部分患者体内可检测出多种皮肌炎特异性自身抗体；

（2）感染，部分患者发病前可有上感，EB病毒或小RNA病毒感染有关；

（3）肿瘤，本病可合并恶性肿瘤；

（4）遗传。

中医认为本病病因为：

（1）热毒炽盛：先天不足，正气虚弱，风温热毒侵入肺胃，蕴阻肌肤，燔灼营血，内攻脏腑，热毒炽盛所致；

（2）气阴两虚，肾气不足，卫气不固，风寒湿邪侵入人体，阻于肌肤，正邪相争，耗气伤阴或热毒炽盛，耗伤津液，而致气阴两虚；

（3）脾肾阳虚，风寒湿邪留着不去，久则损伤脾肾，脾肾阳虚，气血生化无源，而致肌肤筋骨失于温煦濡养。王俊志认为，本病患者多为素体禀赋不足，肝肾亏虚，阴虚内热之体，感受风寒、风热之邪，及情志不畅，致使阴阳平衡失调，毒热内生。急性期表现为热毒炽盛，急性期过后伤气伤阴，表现为气阴两虚，或阴虚内热，病情日久，伤及脾肾，导致脾肾阳虚。但肝肾亏虚，阴虚内热这一病因病机始终贯穿于疾病的始终。

【治疗】

◆ 中医中药

◎辨证论治

1.急性发作期：热毒炽盛证，发病较急，皮损不典型，面部红斑鲜红，如多型性红斑或麻疹样红斑，肌肉症状明显，肿胀触痛；全身症状严重，寒战，高热，咽干，喉痛，口渴，多汗，便结，尿赤。舌红绛，苔薄黄。脉细数。

【治则】清热解毒，凉血养阴。

【方药】皮炎汤一号合升麻鳖甲汤加减。

【组成】生地 20g，赤芍 20g，牡丹皮 15g，玄参 10g，紫草 20g，大青叶 15g，连翘 15g，黄芩 15g，石膏 30g，知母 15g，滑石 20g，白茅根 30g，升麻 10g，当归 15g，蜀椒 10g，甘草 10g，鳖甲 10g，水煎，日 1/2 剂，早晚饭后半小时温服。

热势较重者，与玳瑁 15g（先煎），生石膏 50 ~ 100g（先煎），羚羊角 3g（先煎）；若大便干加生地 30 ~ 60g；固护脾胃加怀山药 30g，生白术 30g，陈皮 15g。

【外治】全蝎软膏、科蔓多凝胶，外用；复方黄柏液，外用。

2.亚急性期：气阴两虚型，皮损为面部红斑，肌肉酸痛，肿胀触痛；伴发热，咽干，口渴，多汗，便结，尿赤，乏力，手足心热。舌质红，少苔，脉细数。

【治则】滋阴清热解毒。

【方药】升麻鳖甲汤合生脉饮加太子参 20g，麦冬 20g，五味子 15g，生地 20 ~ 30g，龟板 15g，鬼箭羽 30g。

【组成】升麻 10g，鳖甲 10g，当归 15g，蜀椒 10g，甘草 10g，五味子 15g，太子参 20g，麦冬 20g，五味子 15g，生地 20～30g，龟板 15g，鬼箭羽 30g，水煎，日 1/2 剂，早晚饭后半小时温服。

【外治】全蝎软膏、科蔓多凝胶，外用；复方黄柏液，外用。

3. 慢性期 I：肝肾阴虚证，可见颜面水肿性紫红色斑片，见或不见 Gottron 丘疹（指关节、掌指关节伸侧的扁平紫红色丘疹，表面附有糠状鳞屑，境界清楚，见于 30% 的患者，皮损消退后留有萎缩、色素减退和毛细血管扩张），面颈躯干部见皮肤异色症，肌体酸痛无力、面色晦暗、乏力、腰酸痛。舌质红少苔，脉细数。

【治则】凉血养阴，滋补肝肾。

【方药】杞菊地黄丸合升麻鳖甲汤，加鬼箭羽 30g，龟板 15g，女贞子 20g，旱莲草 20g。

【组成】升麻 10g，鳖甲 10g，当归 15g，蜀椒 10g，甘草 10g，枸杞子 15g，菊花 15g，生地黄 20g，熟地黄 20g，山药 20g，山茱萸 20g，茯苓 15g，泽泻 15g，牡丹皮 15g，鬼箭羽 30g，龟板 15g，女贞子 20g，旱莲草 20g，水煎，日 1/2 剂，早晚饭后半小时温服。

【外治】全蝎软膏、科蔓多凝胶，外用；复方黄柏液，外用。

4. 慢性期 II：脾肾阳虚证，皮损颜色暗红，肌肉酸痛，伴畏寒肢冷，腰膝酸软，乏力，食欲缺乏，大便溏，小便清长。舌质淡黯，苔白，舌体胖大边有齿痕，脉沉。

【治则】滋肾健脾，益气扶阳。

【方药】二仙汤去黄柏合升麻鳖甲汤，加菝葜 30g，徐长卿 30g，乌梢蛇 30g，鬼箭羽 30g。

【组成】升麻 10g，鳖甲 10g，当归 15g，蜀椒 10g，甘草 10g；二仙汤：仙茅 15g，淫羊藿 15g，当归 10g，巴戟 10g，知母 10g，菝葜 30g，徐长卿 30g，乌梢蛇 30g，鬼箭羽 30g，水煎，日 1/2 剂，早晚饭后半小时温服。

【外治】全蝎软膏、科蔓多凝胶，外用；复方黄柏液，外用。

◆单方成药

雷公藤总甙片；杞菊地黄丸；六味地黄丸。

◆西医西药治疗（参考红斑狼疮）

病情较重者予甲泼尼龙片（美卓乐）18 片，服用方法：早 10 片，午 8 片，1 周后减至 16 片。减至 16 片时服用方法：早 9 片，午 7 片，每周减 1 片，以此类推；减至 9 片时，每周减 1 ~ 2 片；减至 6 片时，每周减半片；减至 3 片时每周减 1/4 片。如减量过程中病情出现反复，则重新加量口服，具体用量视病情而定。如口服期间病情不见好转，予静点地塞米松或注射用甲泼尼龙琥珀酸钠（米乐松）静点。服药期间配合口服门冬氨酸钾镁及迪巧钙片。

◇验案举隅◇

患者李某，男，57 岁，2021 年 06 月 01 日初诊。

病史：患者面部、躯干及四肢红斑伴四肢无力、肌肉酸痛肿胀 3 年，曾在北京协和医院被诊断为"皮肌炎"，当时予以糖皮质激素、甲氨蝶呤"等药物口服进行治疗，治疗后四肢无力感、肌肉疼痛等明显缓解。近日复发加重，乏力，四肢无力酸痛，偶有气短，伴发热口渴、手足心热，便结、尿赤，舌质红，少苔，脉细数。检查示：肌酸激酶升高。

【中医诊断】肌痹。

【西医诊断】皮肌炎。

【中医辨证】阴虚毒热证。

【治则】滋阴清热解毒。

【方药】升麻鳖甲汤合生脉饮加减，

升麻 10g，鳖甲 10g，当归 15g，甘草 10g，太子参 15g，麦冬 15g，五味子 15g，黄芪 30g，生地 20g，龟板 15g，泽泻 15g，车前子 10g，大黄 5g。7 剂，水煎，日 1 剂，早晚餐后半小时温服。

【外治】全蝎软膏、科蔓多凝胶、复方黄柏液外用，日 2 次。

二诊：服药后患者四肢肌肉酸痛乏力减轻，气短减轻，热势消退，但红斑未见明显减轻，口渴口干症状减轻，便秘症状好转，舌淡红，少苔，脉细数。故在原方基础上去大黄，继服上方，外用同前。

三诊：中药调理及外用药物近半年，红斑皮损颜色变淡，大部分皮损已消退，四肢酸痛乏力感几乎消失殆尽，二便调，呼吸均匀，舌淡红，苔薄，脉浮数。随访2个月，偶有轻微乏力等不适，余未见异常反复。

【按语】

患者面部、躯干及四肢红斑伴四肢无力、肌肉酸痛肿胀3年，伴有乏力、气短，发热口渴、便结、尿赤、手足心热等全身症状，舌质红，少苔，脉细数，治疗上王俊志应用升麻鳖甲汤合生脉饮加减治疗,效果显著。中医称之为"脉痹"，《医学举要》中记载"肌痹属脾，留而不移，汗多，四肢缓弱，皮肤不仁，精神昏塞。"王俊志师承王玉玺教授，研习赵炳南教授等学术经验的基础上，结合自身长期临床实践，辨证选用升麻鳖甲汤合生脉饮加减。方中生黄芪、太子参同入肺、脾二经，同补肺脾之气；升麻微寒无毒，能解百毒而散风热；鳖甲入络，以搜热毒，二者配伍共奏清解热毒之效；当归入血以活血通络，合鳖甲取其凉血活血，养阴清热散瘀，合生地凉血活血消斑；蜀椒辛温，通阳散结，并接引诸药直达病所，促使内在之毒，导之于外；生脉饮之组方共用，取其养阴生津之功；龟板性属寒，功主退虚热，滋阴潜阳；泽泻、车前子取其清热利湿之功效，使邪气从小便而解，诸药合用，共奏滋阴退热解毒之功。二诊患者用药后诸多症状皆有缓解，去大黄防其过用伤正外,继服上方。中药及外用调理近半年后，患者诸症减轻明显，皮损消退，乏力酸痛感皆消失不见，随访2月，未见明显反复异常，患者及其家属无不欢喜。

第三节 硬皮病

【概说】

硬皮病是以局限性或弥漫性皮肤及内脏器官结缔组织的纤维化或硬化，最后发生萎缩为特征的疾病。可分为局限性硬皮病和系统性硬皮病。临床以皮肤肿胀、发硬、后期发生萎缩，可伴有内脏损害为特征。本病可发生于任何年龄，但以中青年女性多见。中医称之为"皮痹"。

【病因病机】

现代医学病因和发病机制，病因不明，关于硬皮病的发病学说有：①免疫学说；②胶原合成异常学说；③血管学说。

中医认为本病是由于腠理空虚，卫外不固，风寒侵袭，阻于皮内经脉之间，痹塞不通，发为皮痹；气血不和，营卫失调，运行受阻，以致气滞血瘀，停留于经络、血脉而发病；阴阳失调，脾肾阳虚，肌肤失于温煦，日久则肌肉萎缩不用，坚硬如皮革而成。寒凝经脉，痹阻不通，导致气滞血瘀，则阳气不通，不能温煦四末，反之，阳气不通则推动无力，又可导致气血停滞，外邪乘虚而入。在疾病发展过程中，由于脏腑功能紊乱，可出现郁而化火，或瘀久化热，或阴损及阳等寒热并作，虚实夹杂，使病情日趋严重。王俊志认为本病患者多见于气血不足、肝肾亏虚之人，加之寒邪侵袭，导致经络不通，肌肤失养而致病。治疗上以补益气血肝肾、祛风散寒通络之法贯穿始终。

【治疗】

◆中医中药

◎辨证论治
根据其病因病机以独活寄生汤合阳和汤为基础方加减。

【方药】独活寄生汤+阳和汤，加鸡血藤30g，乌梢蛇30g，徐长卿30g，丹参20g，蜈蚣2条，地龙15g。

【组成】独活15g，桑寄生10g，杜仲10g，牛膝10g，细辛10g，秦艽10g，茯苓10g，肉桂心10g，防风10g，川芎10g，党参10g，甘草10g，当归10g，芍药10g，干地黄10g，熟地黄20g，麻黄10g，鹿角胶15g，白芥子10g，炮姜炭10g，鸡血藤30g，乌梢蛇30g，徐长卿30g，丹参20g，蜈蚣2条，地龙15g，水煎，日1/2剂，早晚饭后半小时温服。

【中成药】大黄䗪虫胶囊，按说明书口服；育阴丸，按说明书口服；升角丸，1丸1次，日3次，口服。

【外治】前2周：贴肤疾宁贴，每24小时换1次。2周后：骨科洗药熏洗，再用梅花针扣刺后加艾灸，然后全蝎软膏配合按摩涂搽。

◇验案举隅◇

患者杜某，女，38岁，2021年01月07日初诊。

病史：患者2年前无明显诱因右侧大腿处出现两处约3cm×4cm大小的圆形褐色斑片，边界清晰，触之较硬，颈部亦出现相似皮损，曾于三甲医院诊断"硬皮病"，当时口服甘草制剂、丹参制剂，外用喜辽妥，效果不甚明显。现皮肤触之稍硬，颜色变浅，无明显痒痛感，弹性较差，轻度萎缩，饮食可，二便调，胃胀稍痛，月经可，乏力明显，情绪欠佳，睡眠可，舌淡红，苔白腻，脉沉细。

【中医诊断】皮痹。

【西医诊断】硬皮病。

【中医辨证】肝肾亏虚证。

【治则】补益肝肾，调补气血。

【方药】独活寄生汤合阳和汤加减，独活15g，羌活15g，桑寄生20g，杜仲10g，牛膝15g，细辛6g，秦艽10g，茯苓10g，肉桂10g，川芎15g，党参20g，白术（炒）20g，甘草10g，当归15g，芍药15g，干地黄10g，熟地黄15g，麻黄10g，鹿角胶15g，白芥子10g，生甘草10g，炮姜炭10g，陈皮15g，枳实15g。15剂，水煎，日 1/2 剂，早晚餐后温服。

【中成药】大黄䗪虫胶囊，按说明书口服。

【外治】连榆解毒涂搽，日 2 次外用。

二诊：红斑颜色明显变淡，皮肤萎缩程度减轻，但软化程度仍不明显，胃胀程度明显缓解，乏力感减轻，情绪依旧消沉。继续在原方基础上加威灵仙 15g，柴胡 10g，香附 10g，余同前。

三诊：红斑颜色基本趋于正常，皮肤表面趋于平滑，皮肤质地稍有软化，情绪明显缓解，乏力症状消失，故仍继服上方 15 剂，并继续配合中成药口服巩固疗效，随访 3 个月，病情稳定，未见反复。

【按语】

硬皮病，中医称之为皮痹。《素问·痹论篇》云："所谓痹者，各以其时重感于风寒湿之气也。"本案患者病史 2 年，皮肤红斑伴硬化萎缩，弹性较差，情绪不稳，乏力，痛痒不显，舌淡红，苔白腻，脉沉细，辨证为肝肾亏虚、气血不足之证，王俊志常用独活寄生汤合阳和汤随证加减。独活寄生汤以益肝肾，补气血、祛寒湿为核心，方中独活、羌活善治伏风；细辛发散阴经风寒，搜剔风湿；秦艽祛风胜湿，活络舒筋；肉桂温里驱寒，通行血脉；桑寄生、牛膝、杜仲补肝肾，祛风湿，壮筋骨；当归、地黄、川芎、芍药合为"四物汤"，取其养血活血之效，寓有"治风先治血，血行风自灭"之意；党参、茯苓、甘草、炒白术合为"四君子"健脾行气，顾护自身正气。而阳和汤一般以温阳散寒为本，系由素体阳虚，营血不足，痹阻于肌表、筋骨、血脉，故王老师认为独活寄生汤合阳和汤联合治疗本病具有相辅相成之妙用。其中，熟地、鹿角胶皆入肝肾，取温肾阳、益精血之意；白芥子辛温，可通达皮里膜外，温化寒痰，通络散结；少量麻黄，辛温达表，宣通皮窍，开肌腠，散寒凝；陈皮、枳实对缓解胃肠胀满症状有较好疗效。两方合用加减，共奏补肝肾、调气血、散风寒之功。大黄䗪虫胶囊则取其破血逐瘀，消散癥瘕之力，且王俊志认为大黄䗪虫胶囊理应贯彻本病各个阶段。二诊时症状稍有缓解，情绪仍未见好，故柴胡、香附疏肝解郁，调畅气机，而加威灵仙与桑寄生相须为用，加大祛风通络之效，为痹证常用药。三诊时症状改善明显，故嘱患者继续服用上方巩固疗效，并积极随访，未见病情反复。

第四节 白塞病

【概说】

白塞病，又称眼、口、生殖器综合征，是口腔阿弗他溃疡、外生殖器溃疡和虹膜炎三联综合征。也可出现多系统病变。主要为成年人发病，最常见于 30～40 岁年龄。该病在亚洲发病率较其他洲高，估计年发病率为万分之一。男性发病率高于女性，病情更重。临床以眼、口、生殖器的慢性溃疡及皮肤损害反复发作为特征。中医称之为"狐惑病"。蚀于喉者为惑，蚀于阴者为狐。

【病因病机】

现代医学病因和发病机制，有以下几种学说：感染学说、自身免疫学说、遗传学说等。

中医认为本病多因忧怒劳伤，而致肺脾肾三脏阴虚内热，感受风湿热毒，而致上蕴、下注、入络，阻于黏膜、肌肤、关节，而致经络阻隔，气血凝滞。王俊志认为本病患者素体多肝肾阴虚加之忧怒劳伤，肝郁克脾，致肝经湿热兼心脾积热。治疗上以清心肝经湿热为主，以龙胆泻肝汤和甘草泻心汤为基础方加减。

【治疗】

◆中医中药

◎辨证论治

1. 急性期：肝胆湿热证，眼、口、生殖器溃烂，溃疡面上有脓性分泌物，结节性红斑色泽鲜红，且有脓疱。舌红，苔薄黄腻，脉滑数。

【治则】清利肝胆湿热。

【方药】龙胆泻肝汤＋犀角地黄汤＋五味消毒饮或者用甘草泻心汤加减。

【组成】龙胆草 15g，黄芩 15g，栀子 15g，泽泻 15g，小通草 15g，当归 15g，生地黄 20g，柴胡 15g，生甘草 10g，车前子 15g，水牛角 30g（先煎），赤芍 15g，牡丹皮 15g，金银花 30g，野菊花 20g，蒲公英 20g，紫花地丁 20g；或者黄连 15g，黄芩 15g，干姜 20g，生甘草 10g，党参 15g，水煎，日 1/2 剂，早晚饭后半小时温服。

【中成药】雷公藤片，按说明书口服（病情重，对激素排斥的患者可选用）。

【外治】龙胆草 50g，生甘草 50g，苦参 50g，煎汤外洗；甘草 50g，煎汤，漱口；全蝎软膏或甘草油，日 2 次，外用。

2. 慢性期：肝肾阴虚，病程较长，眼、口、生殖器溃疡及皮肤损害反复频繁发作，皮损暗红。舌红，苔薄或光剥，脉弦细数。

【治则】滋补肝肾，养阴清热。

【方药】杞菊地黄丸加减。

【组成】生地黄 20g，熟地黄 20g，山药 20g，山茱萸 20g，茯苓 15g，泽泻 15g，牡丹皮 15g，水煎，日 1 剂，早晚饭后半小时温服。

【中成药】雷公藤片，按说明书口服（病情重，对激素排斥的患者可选用）。

【外治】龙胆草 50g，生甘草 50g，苦参 50g，煎汤外洗；甘草 50g，煎汤，漱口；全蝎软膏或甘草油，日 2 次，外用。

注：若兼脾虚湿盛者可加健脾除湿药，如茯苓 30g，薏苡仁 30g。无论哪型均可加土茯苓 30 ~ 60g，该药清热除湿，清黏膜处湿热效果好。

◆ **西医西药**

治疗参考红斑狼疮，若患者有口腔黏膜损害，口服糖皮质激素时可以含服，以利于口腔黏膜修复。

◇验案举隅◇

患者颜某，男，35 岁，2021 年 10 月 14 日初诊。

病史：患者自述口腔、外阴溃疡病史 5 年，近 2 周加重反复发作伴疼痛，不易恢复，视力减退，多年来自行应用多种激素类口服或外用药物等治疗，虽缓解，但极易反复，使患者身心受到伤害，失去诊疗信心，近日经家人劝说遂来我院就诊，现患者口腔内、外阴处散在多处圆形溃疡面，下肢亦有几处结节红斑样皮损，偶痛，眼干眼涩畏光，伴手足心热，有轻度头晕目眩的症状，舌红，苔薄白，脉弦细数。

【中医诊断】狐惑病。

【西医诊断】白塞氏病。

【中医辨证】肝肾阴虚证。

【治则】滋补肝肾，养阴清热。

【方药】杞菊地黄丸加减，

【组成】枸杞子 20g，菊花 15g，生地黄 20g，熟地黄 20g，山药 20g，山茱萸 20g，茯苓 15g，泽泻 15g，牡丹皮 15g，川牛膝 15g，赤芍 15g，夏枯草 15g，决明子 10g，甘草 15g，土茯苓 30g。7 剂，水煎，日 1 剂，早晚餐后温服。

【外治】龙胆草 50g，生甘草 50g，苦参 50g，土茯苓 30g，煎汤外洗；甘草 50g，煎汤，漱口；全蝎软膏配合甘草油，日 2 次，外用。

西医西药治疗：糖皮质激素，早期应用足量的激素以控制病情，并随病情调节用量。

【中成药】雷公藤总甙片，按说明口服。

二诊：患者服药 7 天后，口腔及外阴处溃疡减轻，下肢皮疹疼痛缓解，眼干眼涩减轻明显，阴虚内热症状近乎消失，但情绪仍消沉低落，故继服前方 7 剂，加柴胡 15g，香附 20g，郁金 10g，减少激素用量，外用及中成药同前。

三诊：主症缓解，余症皆消。继服前方 14 剂，巩固疗效，停用雷公藤片及激素，外用同前，并随访 2 月，观察患者病情是否复发。

【按语】

本例患者患病日久，久病多虚，眼干眼涩，头晕目眩、手足心热，舌红，苔薄白，脉弦细数等阴虚症状明显，王俊志认为口唇、外阴溃疡，皆因升降失常，浊气上泛，热盛肉腐，故发为溃疡，慢性经过，反复发作者，多与脾脏虚衰，进而肝、脾、肾三脏功能失调，阴阳不和有关，治疗当扶正祛邪，标本兼治，调和阴阳，且王俊志师承王玉玺教授，重用土茯苓，认为无论哪型均可加土茯苓 30~60g，该药清热除湿，清黏膜处湿热效果显著。

中医称白塞病为"狐惑病"，《金匮要略·百合狐惑阴阳毒》记载："狐惑之为病，状如伤寒，默默欲眠，目不得闭，卧起不安。蚀于喉为惑，蚀于阴为狐。"方中熟地黄、枸杞子滋肾阴、补肾精，育阴潜阳；泽泻、茯苓泻肾降浊，使邪毒从下而解；山茱萸滋肾益肝，取其滋水涵木之意；山药滋肾亦可护脾；牡丹皮清泻肝火，菊花清肝明目；川牛膝引药下行，且合赤芍、夏枯草取其散结消瘀止痛之效；决明子配合枸杞可增强清肝明目之力；甘草除调和药性外，亦有清热解毒之妙用。诸药合用，共奏滋补肝肾，养阴清热之功。二诊时溃疡减轻，效不更方，由于患者情志抑郁，故加柴胡、香附、郁金疏肝解郁，调理情志，缓和气机；三诊患者诸症基本消退，可停用中成药及糖皮质激素以顾护肝肾等，并继服上方汤药巩固疗效，随访未见反复。

第十六章 发疱性皮肤病

第一节 天疱疮

【概说】

天疱疮来自希腊语"pemphix"，表示水疱或大疱之义，是一组慢性、复发性预后不良的严重的大疱性皮肤病。临床上以外观正常的皮肤和黏膜上出现松弛性大疱，尼氏征阳性为特征。好发于成年人，病情严重。可危及生命。临床常分为四型：寻常型、增殖型、落叶型、红斑型。本节主要论述寻常型天疱疮。中医称之为"火赤疮"。

【病因病机】

现代医学病因和发病机制：天疱疮目前认为是一种自身免疫性疾病，其抗原主要在桥粒，桥粒的细胞间成分主要含有两种跨膜蛋白，抗体结合到表皮上，导致棘刺松解。天疱疮抗原的 cDNA 序列与钙黏蛋白有明显的同源性，因此天疱疮抗体也损害了表皮细胞间的粘连功能，导致棘刺松解。

中医认为本病因心火脾湿内蕴，外受风湿火毒，郁于肌肤而成。王俊志认为，本病近年来多发生于 60 岁以上的老年人，老年人素体脾气虚，脾虚易生内湿，阴血虚而内火生，心火与内湿相蕴结，郁于肌肤而发为本病，故天疱疮急性期多为心火脾湿内蕴证；急性期过后，耗气伤阴，表现为气阴两虚兼有湿热；本病后期，多为脾虚内蕴，气滞血瘀之证。

【治疗】

◆中医中药

◎辨证论治

1.火热湿蕴证,相当于急性期。多起病急骤,水疱成批发出,焮红,糜烂,灼热,或有血疱,或有渗血,或有感染,红肿疼痛。伴有寒战高热,口渴欲饮,烦躁不安,大便干结,小便黄赤。舌红,苔黄腻,脉滑数。

【治则】清热凉血,解毒利湿。

【方药】龙胆泻肝汤 + 犀角地黄汤 + 五味消毒饮,加山药 20g,茯苓 20g,土茯苓 30g,陈皮 15g,厚朴 10g 加减。

【组成】龙胆草 15g, 黄芩 15g, 栀子 15g, 泽泻 15g, 小通草 15g,当归 15g,柴胡 15g,生甘草 10g,车前子 15g,水牛角 30g(先煎),生地黄 20g,赤芍 15g,牡丹皮 15g,金银花 30g,野菊花 20g,蒲公英 20g,紫花地丁 20g,山药 20g,茯苓 20g,土茯苓 30g,陈皮 15g,厚朴 10g,水煎,日 1/2 剂,早晚饭后半小时温服。

2.气阴两虚证,相当于亚急性期。红斑水疱散在,成批发作偏少,糜烂流汁较多,或已结痂,病情稳定,或有增殖,伴有神疲乏力。舌淡红少苔,脉细数。

【治则】益气养阴,清利湿热。

【方药】生脉饮 + 滋阴除湿汤加减。

【组成】麦冬 15g,人参 15g,五味子 10g,生地 30g,元参 10g,丹参 15g,当归 10g,茯苓 10g,泽泻 10g,地肤子 10g,蛇床子 10g,水煎,日 1/2 剂,早晚饭后半小时温服。

3.脾虚血瘀证,多见于慢性期或恢复期。有少数水疱发出,消耗过多,人体消瘦,神疲乏力。舌体胖大边有齿痕,舌质淡暗,苔白。

【治则】健脾除湿,活血化瘀。

【方药】除湿胃苓汤 + 桃红四物汤去红花 + 鬼箭羽 30g 加减。若血瘀较重可加三棱 10g,莪术 10g,鸡内金 15g,皂角刺 15g

【组成】生地 10g,牡丹皮 10g,党参 15g,苍术 15g,炒白术

15g，陈皮 15g，茯苓 15g，泽泻 15g，地肤子 20g，丹参 15g，白鲜皮 15g，甘草 10g，土茯苓 20g，当归 15g，桃仁 15g，熟地 20g，白芍 15g，川芎 15g，三棱 10g，莪术 10g，鸡内金 15g，皂角刺 15g，水煎，日 1/2 剂，早晚饭后半小时温服。

【外治】水疱多，马齿苋 30g，苦参 30g，生甘草 30g，龙胆草 30g，煎汤外洗。破溃后：紫草油。

有脓者：全蝎软膏 + 土霉素（碾成面状）调匀，外用。

瘙痒者：紫草油 + 三黄止痒散，调匀，外用。

【中成药】雷公藤片，口服 2 片，日 3 次口服。

◆ **西医西药**

【一般治疗】皮损广泛者应给予高蛋白、高热量、低盐饮食，补充多种维生素。

【全身治疗】

（1）糖皮质激素：用足量的激素以控制病情为依据调节用量。

（2）免疫抑制剂：常与糖皮质激素联合应用，可减少糖皮质激素的控制量和维持量。如果糖皮质激素和雷公藤总甙片能有效控制病情，则可不用免疫抑制剂。

若病情较重，可采用冰冻血浆疗法。

【冰冻血浆疗法】是一种常用的血液净化方法，通过分离血浆清除血液中的致病因子来阻止疾病的发生或发展，如免疫球蛋白、免疫复合物及脂蛋白等。本法目前已经被证明治疗多种疾病有效，尤其是循环抗体参与致病的疾病。国内外学者报道应用血浆置换来治疗自身免疫性大疱性皮肤病，如天疱疮与大疱性类天疱疮 (BP)，取得了一定疗效。

【局部治疗】注意口腔卫生，治疗牙周疾病。

【按语】

王俊志医生认为，本病发展迅速，急性期单独口服中药难以抑制病情发展，应及时给予足量糖皮质激素治疗的同时口服汤剂以有效抑制病情。待病情稳定后，可继续口服中药汤剂，并可逐渐减少糖皮质激素的使用量，疾病后期，激素可最小量维持治疗兼口服汤剂，亦可单独使用中药治疗。

◇验案举隅◇

张某，男，57岁，2022年2月1日初诊。

病史：全身泛发水疱伴瘙痒，反复发作2年余。患者自述1月前在某医院就诊，以"天疱疮"入院治疗，病情好转，出院后复发。现患者全身散在蚕豆大小水疱，疱壁紧张，疱液澄清，部分水疱破裂后出现糜烂面或上覆痂皮，尼氏征阳性。伴乏力，饮食欠佳，二便正常。舌红，苔薄黄，脉沉。

【中医诊断】火赤疮。

【西医诊断】天疱疮。

【中医辨证】湿热毒蕴证。

【治则】清热利湿，解毒止痒。

【处置】①龙胆草15g，黄芩15g，栀子15g，泽泻15g，小通草15g，当归15g，柴胡15g，生甘草10g，车前子15g，水牛角30g（先煎），生地黄20g，赤芍15g，牡丹皮15g，大青叶15g，板蓝根15g，陈皮15g，苍术15g，白鲜皮20g，地肤子20g，7剂，水煎，日1/2剂，早晚餐后半小时温服。

②口服甲泼尼龙片（规格4mg/片）：早7片，午3片，餐后服。

③紫草油，外用日2次。

2022年2月7日电话随诊：甲泼尼龙片剂量改为早6片，午3片，餐后服。

二诊：未有新发皮疹，红斑变淡，部分水疱干瘪结痂，瘙痒、乏力减轻，余正常。

【处置】①龙胆草15g，黄芩15g，栀子15g，泽泻15g，小通草15g，当归15g，柴胡15g，生甘草10g，车前子15g，草薢15g，薏苡仁30g，黄柏15g，牡丹皮15g，滑石20g，小通草10g，7剂，水煎，日1/2剂，早晚餐后温服。

②甲泼尼龙片剂量改为早 6 片，午 2 片；外用同前。

三诊：散在红斑，水疱全部干瘪，部分痂皮已脱，呈暗红疮面，病情平稳。

【处置】①继服上方，7 剂。

②甲泼尼龙片剂量改为早 5 片，午 2 片；外用同前。

四诊：无新发，无痂皮，余正常。

【处置】①苍术 15g，厚朴 15g，陈皮 15g，猪苓 15g，泽泻 15g，赤茯苓 15g，白术 15g，防风 15g，山栀子 15g，小通草 15g，甘草 10g，灯芯草 10g，玄参 15g，麦冬 15g，15 剂，水煎，日 1 剂，早晚餐后温服。

②甲泼尼龙片剂量改为早 4 片，午 2 片；外用同前。

③嘱患者甲泼尼龙片每周减服 4mg，如有反复立即就诊。

随访：指导患者减服甲泼尼龙片，历经 2 月顺利减完，继续随访 4 月，无复发。

【按语】

本案天疱疮，可归属中医"火赤疮"范畴。王俊志认为本病发展迅速，应中西医结合治疗，及时给予足量糖皮质激素以防病情恶化，并以中药汤剂扶正祛邪，调整气血阴阳平衡，必要时可给予冰冻血浆进行治疗。本案患者老年男性，禀赋不耐，过往嗜酒且过食辛辣荤腥之品，伤及脾胃，致脾胃运化失常，湿热内生，蕴阻肌肤，故而发病。因此以龙胆泻肝汤合犀角地黄汤加减以清热利湿，凉血解毒。加大青叶、板蓝根加大清解之力，白鲜皮、地肤子以止痒，陈皮、苍术顾护脾胃之气。中期患者皮损明显改善，病情较为稳定，调整方药为龙胆泻肝汤合萆薢渗湿汤继以清利湿热为主；后期患者热毒已尽，有热后伤津之象，故以除湿胃苓汤以健脾利湿，清除余热，酌加玄参、麦冬以滋阴。病情稳定后，逐步减少激素剂量，以具体病情为主，如有反复应当立即增加至减少前剂量，病情平稳后再适当减量。

第二节 疱疹样皮炎

【概说】

疱疹样皮炎是一种慢性复发性瘙痒性丘疹水疱性皮肤病，皮疹对称性、多形化，剧烈瘙痒。常有无症状的骨胶过敏性肠病。中医称之为"火赤疮"。

【病因病机】

现代医学病因和发病机制：认为本病病因不明，可能是一种与遗传有关的免疫性疾病。

中医认为本病为内有湿热结聚，外感风湿热毒，内外相搏蕴结肌肤而成。日久则伤津耗血，肌肤失养，生风生燥，风燥湿热相结，而致反复。王俊志认为，本病患者多为素体禀赋不足，脾虚湿盛，或年老体弱，脾气亏虚，湿邪内生，加之情志不遂，肝郁化火，或内有心火，火热之邪与湿邪结合，而致本病发生。脾虚湿盛病因病机贯穿始终。

【治疗】

◆中医中药

◎辨证论治

1. 湿热蕴结证：腋后、肩胛部、臀部、肘膝、四肢伸侧见对称性红斑，丘疹，风团，水疱，血疱，以水疱为主，水疱周围有红晕，瘙痒，伴口苦，大便溏，小便赤。舌红，苔薄黄，脉滑数。

【治则】祛风清热解毒，健脾利湿。

【方药】龙胆泻肝汤合犀角地黄汤，加陈皮 15g，苍术 15g，茯苓 30g，土茯苓 30g，萆草 30g。若瘙痒较重，加白鲜皮 30g，地肤子 30g，苦参 20g。

【组成】龙胆草 15g，黄芩 15g，栀子 15g，泽泻 15g，小通草

15g，当归 15g，柴胡 15g，生甘草 10g，车前子 15g，水牛角 30g（先煎），生地黄 20g，赤芍 15g，牡丹皮 15g，陈皮 15g，苍术 15g，茯苓 30g，土茯苓 30g，萆草 30g。水煎，日 1/2 剂，早晚饭后半小时温服。

2.气阴两虚证：腋后、肩胛部、臀部、肘膝、四肢伸侧见对称性红斑，丘疹，风团，水疱，血疱，水疱破裂后留有糜烂结痂，瘙痒，伴神疲乏力，手足心热，大便溏。舌质红，少苔，脉细数。

【治则】益气养阴除湿。

【方药】滋阴除湿汤加减。若瘙痒较重加白鲜皮 30g，地肤子 30g，苦参 20g。

【组成】生地 30g，元参 10g，丹参 15g，当归 10g，茯苓 10g，泽泻 10g，地肤子 10g，蛇床子 10g。水煎，日 1 剂，早晚饭后半小时温服。

3.脾虚血瘀证：水疱，糜烂，结痂消失，瘙痒减轻，皮疹处皮肤色暗，神疲乏力，大便溏薄，小便可。舌质淡有瘀斑，苔白或白腻，脉沉涩。

【治则】健脾除湿，活血化瘀。

【方药】除湿胃苓汤，加鬼箭羽 30g，赤芍 15g，牡丹皮 15g，丹参 20g。若大便干，加桃仁 15g，酒大黄 10g。

【组成】生地 10g，牡丹皮 10g，党参 15g，苍术 15g，炒白术 15g，陈皮 15g，茯苓 15g，泽泻 15g，地肤子 20g，白鲜皮 15g，甘草 10g，土茯苓 20g，当归 15g，鬼箭羽 30g，赤芍 15g，牡丹皮 15g，丹参 20g。若大便干，加桃仁 15g，酒大黄 10g。水煎，日 1/2 剂，早晚饭后半小时温服。

【中成药】雷公藤片，口服 2 片，日 3 次口服。

【外治】除湿止痒擦剂，外涂；若有破溃合用紫草生肌擦剂；若无破溃合用科蔓多凝胶。

一般治疗：避免吃含有碘剂和溴剂的药物和食物，如紫菜、海带。全身治疗：口服糖皮质激素，具体用法用量同皮肌炎。

第三节 大疱性类天疱疮

【概说】

大疱性类天疱疮又称类天疱疮、老年性天疱疮。是一种以表皮下水疱为主的慢性老年性皮肤病。因其皮损类似于天疱疮，故名类天疱疮。临床以在红斑上或者正常皮肤上出现紧张性大疱，疱壁较厚，呈半球形，不易破裂，尼氏征阴性为特征。病程长，预后相对于天疱疮较好，其死亡率在 10% 左右。

【病因病机】

现代医学病因和发病机制：与自身免疫有关，在活动期患者血清中可查到循环抗基底膜带抗体。

中医认为本病因素体脾虚失运，湿热内生，蕴积肌肤所致。王俊志认为本病病因病机同天疱疮。

【治疗】

同天疱疮。

第十七章 血管性皮肤病

第一节 过敏性紫癜

【概说】

过敏性紫癜是一种毛细血管和细小动脉的过敏性疾病。其特征为血液流溢皮下而形成的各种紫色斑点，血管渗透性或脆性增高所致的皮肤及黏膜下的毛细血管出血，常伴发腹痛和关节症状，临床常见四型：单纯型、腹型、关节型、肾型。中医称之为"葡萄疫"。

【病因病机】

现代医学病因和发病机制：本病的发病原因不明，发病前多有上呼吸道感染病史（常见的是病毒或链球菌性咽炎），也可能与药物（如非那西汀、青霉素、灰黄霉素、四环素、红霉素、奎尼丁）、食物、支原体感染、昆虫叮咬、化学毒物、物理因素、妊娠、其他变应原或淋巴瘤，以上病因导致变态反应，产生免疫复合物沉积，或 IgE 中介性损伤血管。

中医学认为本病为外感风寒风热之邪，内有脏腑积热之毒，热毒炽盛，迫血妄行，血不循经，流溢脉外皮下而成。湿热毒重者流注关节，内攻脏腑，病久脾气衰弱，营血耗伤，气血两亏，累及于肾。王俊志认为，本病为热毒伤络，湿热伤营或脾气不足，统摄失司所致。

【治疗】

◆中医中药

◎辨证论治

1. 急性期：起病急，皮疹多为鲜红色较密集的瘀点或瘀斑，高出皮面，伴发热口干，咽痛，鼻衄，便秘，尿赤。舌质红，苔黄腻，脉洪数。

【治则】清热凉血，活血解毒，收涩止血。

【方药】犀角地黄汤＋四妙散＋四妙勇安汤，加茜草15g，紫草20g，仙鹤草30g，白茅根15g，生甘草15g。

【组成】水牛角30g（先煎），生地黄20g，赤芍15g，牡丹皮15g，黄柏15g，苍术15g，薏苡仁30g，川牛膝10g，金银花15g，玄参15g，当归15g，生甘草10g，茜草15g，紫草20g，仙鹤草30g，白茅根15g，水煎，日1/2剂，早晚饭后半小时温服。

2. 慢性期：病程较长，反复发作，皮疹紫暗或暗淡，分布稀疏，伴有面色萎黄，神疲乏力，纳呆。舌质淡，或有齿痕，苔薄，脉濡细。

【治则】补气收涩，凉血散瘀止血。

【方药】归脾汤加减，人参改为党参15g。

【组成】白术15g，党参15g，黄芪30g，当归15g，炙甘草10g，茯神15g，远志15g，酸枣仁10g，木香10g，龙眼肉15g，水煎，日1剂，早晚饭后半小时温服。

3. 如出现肾脏损伤，应及时足量应用糖皮质激素，结合中药汤剂治疗；如出现腹部不适，则及时在汤剂中加入足量顾护脾胃的药物，如陈皮、苍术、山药等。

【方药】犀角地黄汤或黄连泻心汤加减。

【组成】水牛角30g（先煎），生地黄20g，赤芍15g，牡丹皮15g，黄连15g，黄芩15，大黄10g等。水煎，日1/2剂，早晚饭后温服。

【中成药】裸花紫珠片、归脾丸（恢复期）、六味地黄丸（肾脏损害）。

◆西药治疗

单纯皮肤型：复方芦丁、钙剂、维生素 C、抗组胺制剂；

若出现肾脏损害或病情较重者，予糖皮质激素。

◇验案举隅◇

毕某，男，16 岁，2020 年 7 月 12 日初诊。

病史：双下肢瘀点、瘀斑，部分融合成片，压之不褪色，5 日。患者自述 1 周前曾食海鲜，2 日后发现左踝处散在针尖样红色瘀点，未予理会，昨日突然加重，晚饭后呕吐，遂来就诊。现患者双下肢皮疹密集，颜色暗红，伴有口干，大便黏腻不爽，小便短赤，舌质红，苔黄腻，脉滑数。尿常规示：隐血（＋）。

【中医诊断】葡萄疫。

【西医诊断】过敏性紫癜。

【中医辨证】湿热伤络证，属急性期。

【治则】清热利湿，凉血消斑。

【方药】犀角地黄汤合四妙散加减。

水牛角 30g（先煎），生地黄 20g，赤芍 15g，牡丹皮 15g，川牛膝 15g，黄柏 15g，苍术 15g，炒薏苡仁 30g，白茅根 15g，金银花 15g，玄参 15g，当归 15g，紫草 20g，仙鹤草 30g，茜草 15g，生甘草 10g。7 剂，水煎，日 1/2 剂，早晚饭后半小时温服。

二诊：皮疹颜色变淡，部分消退，过度站立、行走后偶有新发，余症减轻，舌红，苔黄，脉数。尿常规无异常。

【处置】上方去仙鹤草、茜草，加陈皮 15g、山药 30g，7 剂。

三诊：皮疹全退，饮食、二便正常，舌淡红，苔薄，脉数。近痊愈，予中成药收功。

【处置】裸花紫珠片，5 盒，按说明书服用。

【按语】

本案为过敏性紫癜，是一种常见的血管变态反应性疾病，主要是机体受到某些致敏因素刺激发生的变态反应，从而引起毛细血管壁通透性和脆性增加。王俊志认为本例患者因食海鲜，湿热内蕴，热毒伤络致使血溢肌肤而发病，当以犀角地黄汤加减以凉血解毒，因皮疹发于下肢，遂合用四妙散以清热利湿，引药下行。同时加白茅根、金银花以增凉血解毒之力，仙鹤草、茜草以收敛止血，玄参、当归以凉血祛瘀，清热燥湿。本方药性寒凉，故二诊时加用陈皮、山药以顾护脾胃，诸药联用，疗效甚佳。三诊患者已无大碍，故予裸花紫珠片以巩固疗效，以防复发。

第二节 变应性皮肤血管炎

【概说】

变应性皮肤血管炎是主要累及毛细血管、微静脉、微动脉的小血管坏死性（白细胞碎裂性）血管炎，是皮肤科最常见的血管炎，儿童和成人均可累及，青年女性多见。临床特征包括下肢斑丘疹、丘疹，可触及性紫癜、风团，结节或溃疡等。中医称之为"脉痹"。

【病因病机】

现代医学病因和发病机制：发病机制属于Ⅲ型变态反应。可能的致敏因子包括：感染、异性蛋白及药物（包括胰岛素、青霉素、链霉素、磺胺、维生素、奎宁、抗流感疫苗、口服避孕药及血清等）、化学品（杀虫剂、除草剂及石油产物）、伴随疾病（如系统性红斑狼疮、干燥综合征、类风湿关节炎、皮肌炎、白塞病、溃疡性结肠炎、淋巴增生性肿瘤等）。

中医学认为本病多因禀赋不耐，感染邪毒或因某些药物食物而诱发，或由脾失健运，湿浊内停；外感湿热，阻于络脉，下注股胫，气血瘀滞，病久耗伤气血。王俊志认为本病好发于下肢，湿热下注，瘀血阻滞是其基本病因病机，故清利湿热，凉血活血化瘀贯穿始终。

【治疗】

◆中医中药

◎辨证论治

1.湿热证：相当于急性期，下肢及踝部紫斑、血疱、溃烂、渗液、烧灼痛，小腿及踝部水肿，身热或有鼻衄，便血。苔黄腻，舌质红。

【治则】清热利湿，凉血止血。

【方药】四妙勇安汤合四妙散／犀角地黄汤。

【组成】金银花 15g，玄参 15g，当归 15g，生甘草 15g，黄柏 15g，苍术 15g，薏苡仁 30g，川牛膝 10g／水牛角（先煎）30g，生地黄 20g，赤芍 15g，牡丹皮 15g。水煎，日 1/2 剂，早晚饭后温服。

2.血瘀证：相当于缓解期，小腿及踝部瘀点逐渐变大，形成瘀斑、紫癜、血疱、皮肤结节。舌质暗红，边尖瘀点，脉细涩。

【治则】活血化瘀，利湿消肿。

【方药】凉血四物汤合草薢渗湿汤、四妙散。

【组成】当归 15g，生地 15g，川芎 15g，赤芍 15g，黄芩 15g，赤茯苓 15g，陈皮 15g，红花 15g，生甘草 10g，草薢 15g，薏苡仁 30g，黄柏 15g，牡丹皮 15g，泽泻 15g，滑石 20g，小通草 10g。水煎，日 1/2 剂，早晚饭后温服。

【中成药】裸花紫珠片，按说明书口服。

【外治】全蝎软膏，外用。

第三节　坏疽性脓皮病

【概说】

坏疽性脓皮病是一种慢性溃疡性皮肤病，其特点为皮肤深部毛囊性结节，红肿疼痛，溃后形成溃疡，多个慢性瘘孔，脓液淋漓，污秽，表面污痂，乳头增殖及瘢痕，数年不愈。

【病因病机】

现代医学病因和发病机制：本病病因尚未完全明确，可能与免疫缺陷有关，常因外伤后葡萄球菌或链球菌感染所诱发，多见于年老体弱，营养不良的患者。

中医学认为本病为湿热蕴积肌肤，外感热毒，内外合邪搏于肌肤而成，日久肉腐流脓，溃疡扩大，耗气伤阴，而致脾肾两亏。

【治疗】

◆ 中医中药

◎辨证论治

1.湿热内蕴证，相当于急性期：损害初起为丘疹、水疱、血疱，中央很快坏死溃病，周围红晕明显，疼痛。溃疡一边愈合，一边向外扩展，或相互融合，可伴有发热、关节炎、溃疡性结肠炎、低丙球蛋白血症等。

【治则】清热凉血解毒，利湿散瘀。

【方药】清瘟败毒饮＋萆薢渗湿汤。

【组成】萆薢 15g，薏苡仁 30g，黄柏 15g，赤茯苓 15g，牡丹皮 15g，泽泻 15g，滑石 20g，小通草 10g，生地黄 20g，黄连 10g，黄芩 15g，石膏 20g，栀子 15g，甘草 10g，淡竹叶 15g，水牛角 30g（先煎），玄参 15g，连翘 15g，知母 15g，白芍 15g，桔梗 15g。水煎，日 1/2 剂，早晚饭后温服。

2.脾虚湿盛证，相当于慢性期。丘疹、水疱、血疱、溃疡等不再进展或缓慢进展，红晕颜色变淡。

【治则】健脾渗湿。

【方药】除湿胃苓汤＋萆薢渗湿汤。

【组成】生地 10g，牡丹皮 10g，党参 15g，苍术 15g，炒白术 15g，陈皮 15g，茯苓 15g，泽泻 15g，地肤子 20g，丹参 15g，白鲜皮 15g，甘草 10g，土茯苓 20g，当归 15g，萆薢 15g，薏苡仁 30g，黄柏 15g，赤茯苓 15g，牡丹皮 15g，滑石 20g，小通草 10g。水煎，日 1/2 剂，早晚饭后温服。

【外治】黄药水清创后，如脓液多时，可用解毒消肿散; 脓液少时，可用全蝎软膏或太乙膏外用。

◆**西药治疗**

可用糖皮质激素。

第十八章 色素异常性皮肤病

第一节 黄褐斑

【概说】

黄褐斑，古称黧黑斑，属中医"面尘"的范畴，是一种常见的面部色素沉着性皮肤病。临床特点是色斑对称分布，大小不定，形状不规则，边界清楚，无自觉症状，日晒后加重。本病慢性经过，易诊难治，多见于中青年女性，夏重冬轻，部分患者可伴其他慢性病史。其中，肝病患者多有之，可称"肝斑"；形如蝴蝶亦称"蝴蝶斑"；因妊娠而发病者称为"妊娠斑"。

【病因病机】

现代医学病因和发病机制：本病病因及发病机制尚不明确，部分学者认为女性多发，血中雌激素水平高是主要原因，也可能与女性体内孕激素水平有关。

中医学认为本病多由肝郁情志不舒，日久化热，熏蒸于面而生；肝肾不足，冲任失调，虚火上炎；慢性疾病，营卫失和，气滞血瘀而成；脾虚失运，湿热内生，熏蒸肌肤面部而致。王俊志认为，本病多为虚实夹杂，多以肝肾亏虚，气血亏虚，脾胃虚弱为主，同时伴有肝郁气滞，气滞血瘀，治疗时以补益肝肾，调理气血，疏肝解郁通络贯穿始终。

【治疗】

◆中医中药

◎辨证论治

1. 肝郁气滞证。

多见于女性，颜面部黄褐色斑片，色深，以眼外眦至太阳穴处为重，对称分布，伴情绪烦躁不安，胁肋胀满不舒，月经不调，经前乳房胀痛，咽干口苦，舌质红，苔薄，脉弦细。

【治则】疏肝理气，活血消斑。

【方药】逍遥散加减。

2. 肝肾不足证。

颜色褐黑，面色晦暗，伴有头昏耳鸣，腰膝酸软，失眠健忘，五心烦热，舌质红，少苔，脉细。

【治则】补益肝肾，滋阴降火。

【方药】六味地黄丸加减。

3. 脾虚湿热证。

斑色灰褐，状如尘土附着，伴有疲乏无力，纳呆困倦，月经色淡，白带量多，舌质淡、舌胖边有齿痕，苔白腻，脉濡或细。

【治则】健脾益气，祛湿消斑。

【方药】参苓白术散加减。

4. 气滞血瘀证。

斑色灰褐或黑褐，多伴有慢性肝病史，或月经色暗有血块，或痛经，舌质暗红有瘀斑，苔薄，脉涩。

【治则】理气活血，化瘀消斑。

【方药】桃红四物汤加减。

5. 王俊志认为针对病因治疗，妊娠斑有在分娩后自动消退者，肝斑应对肝病进行有效治疗，故总结出经验方：

肝肾亏虚，气滞血瘀证：皮损表现为色斑对称分布，大小不定，形状不规则，边界清楚，无自觉症状，日晒后加重。

【治则】疏肝解郁，活血化瘀，凉血祛风，健脾养血，滋补肝肾。

【方药】养荣祛斑汤（自拟）。

【组成】红花 15g，凌霄花 30g，川芎 15g，赤芍 15g，白芷 15g，白附子 15g，白芍 15g，茯苓 20g，羌活 10g，僵蚕 10g，当归 20g，黄精 20g。水煎，日 1/2 剂，早晚饭后温服。

【中成药】中药汤剂配合升角丸（因过用补益药会助火而起痤疮，在口服汤药除去上焦瘀热的同时配合升角丸使补而不滞）。

【外治】面膜 1 号用蜂蜜加水或蛋清调敷，隔日 1 次外敷。

【组成】生晒参、当归、白茯苓、白芍、白芷、玫瑰花、珍珠粉等药物，并配合科曼多凝胶外用。

◆ 西医治疗

1. 系统用药治疗：系统用药，口服维生素 C、谷胱甘肽联合维生素 C、氨甲环酸等静脉注射，氨甲环酸口服等。

2. 局部用药治疗：①光保护：使用光谱保护剂，推荐常规联合抗氧化剂。②氢醌及其联合治疗是研究最为透彻的外用药物。③非氢醌外用药物：壬二酸、氨甲环酸、间苯二酚、对甲氧酚、烟酰胺等。④植物提取物及功效产品，如：熊果苷、芦荟、乳香、大豆提取物等。

3. 光电技术治疗：

①强脉冲光；②调 Q 激光；③点阵激光；④射频技术；⑤皮秒激光；⑥ LED 光调作用。

【调护】多食含维生素 C 的蔬菜、水果，避免强光直晒。

◆ 美容针治疗

针灸美容通过对面部特定穴位的针灸，可以促进血液循环，使面部皮肤红润白嫩，并可收紧皮肤，减少、消除皱纹。其整体治疗，通过调整内分泌，调整五脏六腑、气血的盛衰，来达到治疗面部皮肤疾患的效果，再使用特制的中药面膜配合针灸美容，在增白除皱、消黑眼圈、消眼袋，在治疗面部痤疮、雀斑、黄褐斑、面黑等皮肤疾患方面有非常确切的疗效。

1. 针刺穴位：百会穴、额三针、印堂穴、太阳穴、攒竹穴、鱼腰穴、四白穴、迎香穴、地仓穴、颧髎穴、阿是穴。

2. 针具：一般采用 0.16mm×7mm 或更小尺寸面部针。

3. 使用注意：

（1）患者取仰卧位，做好术前沟通，消除紧张情绪。

（2）受术双方须进行消毒。

（3）针灸留针 15~20 分钟。

（4）注意针刺角度与深度，一般宜斜刺或平刺，针尖向上。

（5）出针后可以进行按摩，须在患者脸上涂精油、凝胶（视皮肤情况而定），后可敷修复性面膜（或不敷）。

（6）月经期不可行针。

4. 穴位定位：

（1）百会穴：位于头顶正中线与两耳尖连线的交叉处，穴居颠顶。

（2）额三针：印堂上 1 寸，额头部正中和额头旁开各 1 寸。

（3）印堂穴：两眉头连线中点。

（4）太阳穴：位于耳郭前面，前额两侧，外眼角延长线的上方。

（5）攒竹穴：眉毛内侧边缘凹陷处。

（6）鱼腰穴：位于额部，瞳孔直上，眉毛中。

（7）四白穴：位于面部，瞳孔直下，眶下孔凹陷处。

（8）迎香穴：位于鼻翼外缘中点旁，鼻唇沟中。

（9）颧髎穴：位于目外眦直下，颧骨凹陷处。

（10）地仓穴：位于面部，口角外侧，直上瞳孔。

（11）阿是穴：压痛点是穴。

注意事项：

1. 针灸后可能出现局部微痒、微热感、微红，甚至紧绷感，以上都是正常现象。

2. 皮肤炎症者禁止按摩，但可以进行针灸。

3. 虽然美容皮肤针针孔小，但还是得注意感染问题，针灸后 1 小时禁止沾水。

愈后调护：

（1）心情舒畅，保持乐观情绪，避免忧思恼怒。

（2）注意劳逸结合，睡眠充足，避免劳损。

（3）避免日光暴晒，慎用含香料和药物性化妆品，忌用刺激性药物及激素类药物。

（4）多食含维生素 C 的蔬菜、水果，忌食辛辣，忌烟酒。

◇验案举隅◇

张某，女，40 岁，2021 年 3 月 22 日初诊。

病史：面部淡褐色斑片近 2 年。面色晦暗，双侧颧部褐色斑片，呈对称分布，边界清楚，表面光滑，伴口苦，烦躁易怒，经前乳房胀痛，饮食、二便尚可，舌质红，苔黄，脉弦。

【中医诊断】黧黑斑。

【西医诊断】黄褐斑。

【中医辨证】肝郁气滞证。

【治则】疏肝理气，活血消斑。

【方药】凌霄花 30g，红花 15g，柴胡 15g，香附 15g，川芎 15g，赤芍 15g，白芷 15g，白附子 15g，白芍 15g，茯苓 20g，羌活 10g，僵蚕 10g，当归 20g，黄精 20g，炙甘草 10g，7 剂，水煎，日 1/2 剂，早晚餐后半小时温服。

【外治】面膜 1 号，外敷，隔日 1 次，每次 30 分钟。

二诊：皮疹颜色、范围未有明显变化，情绪渐佳，舌质红，苔薄，脉弦。

【处置】继服上方，7 剂；外治同前。

三诊：肤色透亮，斑块变散，斑点颜色变淡。

【处置】继服上方，7 剂；外治同前。

四诊：气色姣好，皮疹颜色、范围明显改善，舌淡红，苔薄，脉平。

【处置】继服上方，7 剂；外治同前。

五诊：皮疹基本已无，仅左侧眼尾处残留少数斑点，月经调。患者满意，要求常服中成药。

【处置】舒肝颗粒，6 盒，按说明书口服。

【按语】

本案黄褐斑，自拟养荣祛斑汤。王俊志认为黄褐斑的发病在内可归纳为血瘀和血虚两方面，在治疗上，辨病当以补血活血为主，并佐以补肾健脾，辨证则予疏肝理气之法，使机体气血生不乏源，行无阻碍。在外表现为面黑如尘垢，取"以白治黑"之法，并配自制面膜，快速驱其瘀邪，抑制黑色斑块的生成。方中凌霄花活血通经，祛风散瘀，能载药上行，柴胡入肝经气分以解肝郁，二者共为君药。当归、黄精养血祛瘀，益气补血，川芎、赤芍行气活血，且能清泻肝火，再加香附，入肝经血分以行血，使瘀走不留，斑消肤白以达疏肝理气之用，几味相合既能补气之虚，又能活血之瘀，共为臣药。白附子、白僵蚕、白芷善祛风痰，配合柔肝养血之白芍，淡渗利水之茯苓，调肝理脾，驱除风痰湿邪，且此五味药均为白色，取以白治黑之法从而达到美白消斑目的；红花活血通经祛瘀，与羌活相配，举诸药上行，攻于颜面，更助凌霄花、川芎、赤芍等散瘀之力，几味合用，共为佐药。炙甘草为使，性味甘平，调和本方诸药，以行气养血、活血化瘀为主要治则，以生肌润肤、美白消斑为辅助之法，使得瘀血去，新血生，肝气疏，肤润泽。

第二节 黑变病

【概说】

黑变病是一种皮肤由褐变黑的皮肤病。其特征为初起潮红，自觉瘙痒，日晒更重，皮色渐由黄褐色到淡黑，本病可发生于任何年龄、部位和季节。中医称之为"黧黑斑"。

【病因病机】

现代医学病因和发病机制：营养不良，维生素缺乏；长期接触煤焦油、沥青及其烟雾；神经内分泌功能障碍；皮肤炎症后硫氢基减少，酪氨酸酶活性增高。再加上日光照射而诱发本病。本病可分为瑞尔黑变病、焦油黑变病、炎症后黑变病。

中医学认为本病多由肝郁血虚，肝郁气滞，血虚不能濡养肌肤，日光照射，染化妆品之毒，以致火毒结滞于内而成；肾亏血虚，饮食不调，脾胃失和，肾亏血虚不能滋养肌肤而成。

【治疗】

◆中医中药

治则治法同黄褐斑。

第三节　白癜风

【概说】

白癜风是一种原发的，局限性或泛发性的皮肤黏膜色素脱失症。中医称之为"白驳风"。

【病因病机】

现代医学病因和发病机制：本病为多因素疾病，病因因人而异，与下列因素有关：遗传因素、神经精神因素、黑素细胞自毁、免疫发病学说的免疫疾病因素、细胞因子因素、自由基因素、微量元素相对缺乏因素（相关学说）。

中医学认为本病为血热风热，风邪搏于肌肤，日久化热，气滞血瘀所致；肝肾不足，气血虚弱，不能濡养皮肤所致。王俊志认为本病为情志内伤，肝气郁结，风湿相搏，气血失和，气滞血瘀，血不养肤。同时饮食不节（饮食偏嗜、饮食不洁，比如食用垃圾食品）和肝肾亏虚者也易患此病。

【治疗】

【内治】祛白癜风方（自拟）加减。

【组成】旱莲草 30g，沙苑子 20g，制首乌 20g，白芷 20g，蒺藜 20g，紫草 15g 重楼 15g，丹参 10g，苦参 10g，苍术 8g，当归 15g，桃仁 15g，红花 15g，熟地 15g，白芍 15g，川芎 15g，水煎，日 1 剂，早晚饭后半小时温服。

【外治】①经验外洗方：补骨脂 60g、红花 20g、肉桂 20（粉碎，过 100 目筛），加 95% 酒精 500 毫升浸泡 15 天，外涂并配合照光。②前 2 周外用新适确得乳膏（卤米松）外涂，2 周后外涂爱宁达（吡美莫司乳膏）。③火针疗法：每周 2～3 次。

◆西医治疗

1. 进展期：糖皮质激素；中医中药。

2. 稳定期：光化学疗法，光敏剂加长波紫外线照射；光疗，窄波紫外线、单频准分子激光；手术；遮盖疗法；脱色疗法。

◇验案举隅◇

张某，女，50 岁，2020 年 5 月 22 日初诊。

病史：面部白斑，2 年余。患者 2 年前左侧眉头外伤后出现绿豆大小白斑，未予理会，近日皮疹范围突然扩大，前额、耳后相继出现白斑，边界清楚，形状不规则。伴头晕耳鸣，失眠，饮食、二便尚可，月经近无，舌紫暗，苔薄，脉细。

中医诊断：白驳风。

西医诊断：白癜风。

中医辨证：肝肾不足证。

【治则】滋补肝肾，养血祛风。

【方药】旱莲草 30g，沙苑子 20g，制首乌 20g，白芷 20g，蒺藜 20g，紫草 15g，重楼 15g，丹参 10g，苦参 10g，苍术 10g，当归 15g，桃仁 15g，红花 15g，熟地 15g，白芍 15g，川芎 15g，酸枣仁 30g，7 剂，水煎，日 1/2 剂，早晚餐后半小时温服。

【外治】火针，每周2次；白癜风酊，外用日2次；卤米松/三氯生乳膏软膏（新适确得），外用日2次。

二诊：皮疹未有明显进退，睡眠略有改善，便溏。

【处置】上方加陈皮15g、山药30g，7剂；外治同前。

三诊：皮疹边缘颜色模糊，白斑内出现色素岛，大便成形。

【处置】继服上方，10剂；外用白癜风酊、吡美莫司乳膏（爱宁达）。

四诊：前额及耳后皮疹近肤色，有散在白点，眉头白斑范围缩小，余症良好。

【处置】继服上方，7剂；外治同前。

五诊：白斑全退，未有新发，仅存留火针治疗痂皮退后色素点。

【处置】停汤药、火针；白癜风酊、爱宁达余药用尽；嘱患者：节饮食，调情志，避风寒，多锻炼。

【按语】

本案白癜风，基础方为如意黑白散，出自来春茂方。本方活血祛风，补益肝肾，临床可用于白癜风治疗。《黄帝内经》记载："女子七七，任脉虚，太冲脉衰少，天癸竭，地道不通，故形坏而无子也"。患者中年女性，处于围绝经期阶段，肝肾不足，精亏血少，日久生瘀，故合用桃红四物汤养血活血，随症加减，疗效颇丰。外治采取火针疗法，利用火针的热效应促进黑素生成，并能在皮肤上建立微小通道，有利于外用药水、药膏渗透吸收，增强疗效。

第十九章 皮肤附属器官病

第一节 皮脂溢出症

【概说】

皮脂溢出症是皮脂腺分泌功能亢进所致的皮脂分泌过多，主要表现为头皮和头发多脂、油腻，鳞屑增多。中医称之为"白屑风"。

【病因病机】

现代医学病因和发病机制：雄性激素水平增高可能是皮脂分泌增多的主要原因，也与年龄、性别有关。

中医认为本病多因血热当风，湿热内蕴或过食膏粱厚味而致。

【治疗】

◆中医中药

◎辨证论治

【治则】清热利湿，凉血散瘀。

【方药】升角丸、苦参丸。

【外治】

脂溢性皮炎外洗方煎汤取适量药液混合肤舒止痒膏洗头，后用清水冲洗干净；留取适量药液，每日早晚棉签蘸取外用。

第二节 脂溢性皮炎

【概说】

脂溢性皮炎亦称脂溢性湿疹。系发生在皮脂溢出部位的一种慢性丘疹鳞屑性、浅表炎症性皮肤病，好发于头面、躯干等皮脂腺丰富区，成人和新生儿多见，可伴有不同程度的瘙痒。临床以炎性红斑上覆有油腻鳞屑为特征。病程缓慢，反复发作，常迁延多年，好发于皮脂腺较多的部位。中医称之为"面游风"。

【病因病机】

现代医学病因和发病机制：本病是在皮脂溢出基础上所发生的一种炎症，可能与皮脂分泌增多或其化学成分的改变有关。

中医认为本病多是由于肠胃湿热所致。

【治疗】

◆中医中药

肠胃湿热证：皮损表现为自头部开始至颜面皮肤多脂油腻，淡红色斑片，叠起白屑，脱去又生。

治疗同皮脂溢出症。

第三节 粉刺

【概说】

痤疮是皮肤科最常见的慢性炎症性毛囊皮脂腺疾病，具有一定的损容性。好发于青春期的男性和女性，男性略多于女性，但女性发病年龄早于男性。临床以丘疹、脓疱、囊肿、结节等多种损害为特征。中医称之为"粉刺"。

【病因病机】

现代医学病因和发病机制：主要与雄激素及皮脂腺分泌增多、毛囊皮脂腺开口处过度角化、痤疮丙酸杆菌感染及继发炎症有关。

中医认为本病多由饮食不节，过食肥甘厚味，肺胃湿热，复感毒邪而成；或外用化妆品刺激而诱发。素体阳热偏盛，肺经蕴热，复感风邪；过食辛辣肥甘，助湿化热，致湿热互结；脾虚失运，湿浊内生，郁久化热，灼津为痰，致湿热痰瘀；王俊志认为本病无论哪型最终由热邪循经上蒸于上焦（头面、前胸、后背），上焦血热瘀滞，热生毒邪而形成本病。

【治疗】

◆中医中药

◎辨证论治

依据本病的病因病机，王俊志认为清热凉血，解毒散瘀法应贯穿治疗始终。

1. 肺经风热证，相当于寻常型痤疮，皮疹以炎性丘疹为主，色潮红。舌质红，苔薄白，脉浮数。

【治则】清热凉血，散瘀解毒。

【方药】仙方活命饮 + 枇杷清肺饮加减。

【组成】金银花30g，穿山甲15g，白芷15g，贝母15g，防风15g，赤芍15g，当归15g，生甘草10g，皂刺15g，天花粉15g，乳香10g，没药10g，陈皮15g，枇杷叶15g，桑白皮20g，地骨皮20g，黄芩15g，连翘15g，生栀子15g，生石膏30g，白花蛇舌草30g，生山楂20g，生牡蛎30g，玄参15g，夏枯草20g，生地30g，牡丹皮15g，丹参20，水煎，日1/2剂，早晚饭后半小时温服。

2. 肠胃湿热证，皮损以粉刺、脓疱为主，皮疹红肿疼痛。舌质红，苔黄腻，脉滑数。

【治则】清热利湿，通腑泄热。

【方药】平痤方加茵陈蒿汤加减。

【组成】黄芩 15g，白花蛇舌草 30g，金银花 20g，连翘 15g，赤芍 20g，牡丹皮 15g，甘草 10g，知母 15g，丹参 20g，石膏 30g，枇杷叶 15g，浙贝母 15g，玄参 15g，牡蛎 30g，夏枯草 15g，桑白皮 15g，大黄 10g，茵陈 15g，水煎，日 1/2 剂，早晚饭后半小时温服。

3.痰湿瘀滞证，相当于囊肿型痤疮，皮疹以结节，囊肿，疤痕为主。舌体胖大，苔薄白，脉濡细。

【治则】除湿化痰，活血散结。

【方药】二陈汤 + 平痤方 + 消瘰丸，加三棱 15g、莪术 15g、夏枯草 15g、丹参 30g、海藻 15g、昆布 15g，去甘草（实际没有毒性，避免纠纷）。

【组成】黄芩 15g，白花蛇舌草 30g，金银花 20g，连翘 15g，赤芍 20g，牡丹皮 15g，甘草 10g，知母 15g，石膏 30g，枇杷叶 15g，浙贝母 15g，玄参 15g，牡蛎 30g，夏枯草 15g，桑白皮 15g，三棱 15g，莪术 15g，海藻 15g，昆布 15g，丹参 30g，水煎，日 1/2 剂，早晚饭后半小时温服。

4.冲任失调证，皮疹颜色暗红，以结节、脓肿、囊肿、瘢痕为主，经前加重，舌暗红，苔薄黄，脉弦细数。

【治则】调摄冲任。

【方药】丹栀逍遥汤 + 平痤方加减。

【组成】黄芩 15g，白花蛇舌草 30g，金银花 20g，连翘 15g，赤芍 20g，牡丹皮 15g，甘草 10g，知母 15g，丹参 20g，石膏 30g，枇杷叶 15g，浙贝母 15g，玄参 15g，牡蛎 30g，夏枯草 15g，桑白皮 15g，当归 15g，白芍 15g，柴胡 15g，茯苓 30g，白术 15g，栀子 15g，薄荷 15g，水煎，日 1/2 剂，早晚饭后半小时温服。

注：痤疮伴有过敏者，皮疹颜色鲜红，以炎性丘疹为主，舌红苔薄黄，脉浮数。治法：清热凉血解毒。方药：平痤方加减。

◆ 单方成药

肺经风热型：升角丸 + 复方珍珠暗疮胶囊。

肠胃湿热型：升角丸 + 解毒百令丸。

痰湿瘀滞型：升角丸 + 解毒百令丸 + 小金胶囊。

冲任失调型：逍遥丸 + 升角丸。

痤疮伴有过敏者：复方珍珠暗疮胶囊 + 解毒百令丸。

【外治】

玫芦消痤膏或克痤隐酮凝胶、科蔓多植物凝胶，外涂，日 2 次。

皮肤干燥：夫西地酸乳膏，外涂，日 2 次。

炎症明显：痤疮液（自制），甲硝唑注射液 100ml+ 氯霉素眼药水 8ml10 支 + 庆大霉素 8 万单位 5 支，外擦，日 2 次。

炎症重但不是颜面部过敏体质者：涂痤疮液 + 异维 A 酸红霉素凝胶（童诺），外用，日 2 次。

过敏者：先用黄药水湿敷（日 2 次，每次 10 分钟），后用夫西地酸乳膏外涂。

有脓疱者：颠倒散和托瘀散（加适量蜂蜜）和痤疮液，调匀外涂，日 2 次。

轻度丘疹、疤痕、色素沉着：面膜一号，用蜂蜜调成黏稠糊状涂在颜面部，隔日 1 次。

火针治疗。

【预防】多吃蔬菜和水果，控制摄入甜食、奶制品、动物脂肪类、油炸类、辛辣食品及烈性酒。选择合适的面部清洁剂及化妆品。

◇验案举隅◇

程某，男，23 岁，2021 年 3 月 8 日初诊。

病史：患者面部反复出现丘疹、脓疱 2 年余，时轻时重，未予重视及治疗。近半年因考研熬夜学习，过食甜腻辛辣之品，症状加重。现患者面垢油腻，双侧面颊及下颌线处有大量丘疹、脓疱，触痛明显，伴口干口苦，大便秘结，小便短赤，舌质红，苔厚腻，脉弦滑。

中医诊断：粉刺。

西医诊断：痤疮。

中医辨证：胃肠湿热证。

【治则】清热利湿，通腑泄热。

【方药】平痤方合茵陈蒿汤加减。

黄芩 15g，白花蛇舌草 30g，金银花 20g，连翘 15g，赤芍 20g，牡丹皮 15g，甘草 10g，知母 15g，丹参 20g，石膏 30g，桑白皮 15g，枇杷叶 15g，浙贝母 15g，玄参 15g，牡蛎 30g，夏枯草 15g，栀子 10g，大黄后下 10g，茵陈 15g，7 剂，水煎，日 1/2 剂，早晚餐后半小时温服。

【外治】松珍皂，洗脸用；痤疮皮炎膏，外涂皮疹处，日 2 次；科蔓多凝胶，外涂正常无皮疹处，日 2 次。

二诊：皮疹颜色变淡，部分脓疱溃后变瘪，偶有少量新发皮疹，大便已通，舌质红，苔黄，脉弦滑。

【处置】继服上方，7 剂；外治同前。

三诊：皮疹平，呈红色痘印，余正常。

【处置】予消痤丸 5 盒、小金胶囊 7 盒，按说明书口服；配合面膜 1 号外敷，隔日 1 次，每次 30 分钟。嘱调节情志，清淡饮食，规律作息，加强锻炼。

【按语】

本案患者青年男性，年轻气充，阳热偏盛，因熬夜学习，精神紧张，又过食甜腻辛辣之品而致肝胆疏泄失常，脾胃运化不利，

湿热蕴积肠腑，郁而化火，循经上冲于面，发为痤疮。故治以平痤方清降肺胃，加浙贝母、玄参、牡蛎、夏枯草增消肿散结之力，以茵陈蒿汤疏肝利胆，清利湿热，使体内郁火痰湿之邪由里出表，透达而散。外用松珍皂能深层清洁，舒缓肌肤，以达去脂之功；痤疮皮炎膏去脂消炎，溶解角质；科蔓多凝胶肤感清爽，保湿舒敏，能促进皮肤受损组织修复再生。患者连服 14 剂已近痊愈，遂予中成药以收功，并配合面膜 1 号消除痘印，为后续美白润肤做准备。

第四节　酒渣鼻

【概说】

酒渣鼻又称玫瑰痤疮，多见于30~50岁的中年人，女性多于男性，是一种发生于鼻及鼻周的慢性炎症性疾病。中医称之为"酒糟鼻"。

【病因病机】

现代医学病因和发病机制：目前倾向于认为其发病系综合性因素所致，局部血管舒缩神经失调，导致毛细血管长期扩张是主要原因，毛囊虫及局部反复感染是发病的重要因素之一。

中医认为本病是由风寒外袭，郁久化热，或肺胃积热，熏蒸颜面而致；喜食五辛厚味，或嗜酒之人，酒气熏蒸，助胃生火，湿热蕴阻而致；日久则气血瘀滞，痰湿凝结，痰瘀交阻而致。王俊志认为本病是一种特殊类型的痤疮（玫瑰痤疮），发病机制可同痤疮的病因病机。

【治疗】

◆中医中药

◎辨证论治

湿热蕴阻，痰瘀交阻证：皮损表现为鼻及鼻周围皮肤持续性红斑和毛细血管扩张，伴丘疹、脓疱、鼻赘。

【治则】

清热解毒，散瘀化痰。

【内治】苦参丸/升角丸＋解毒百令丸。

注：若有肿胀、结节、皮赘者，宜口服汤药仙方活命饮，加三棱15g、莪术15g、生牡蛎30g、浙贝母15g，或加服小金胶囊。

【组成】金银花15g，浙贝母20g，防风15g，白芷15g，当归

15g，赤芍 15g，天花粉 15g，鸡内金 30g，乳香 10g，没药 10g，陈皮 15g，皂角刺 15g，甘草 10g，三棱 15g，莪术 15g，生牡蛎 30g，浙贝母 15g，水煎，日 1/2 剂，早晚饭后半小时温服。

【外治】解毒消肿散以水调匀外敷；过敏者用三黄散；脓疱型用托瘀散；潮红明显者予以背俞穴放血疗法。

第五节　斑秃

【概说】

斑秃是一种突然发生的局限性脱发，局部皮肤正常，无自觉症状。中医称之为"油风"。

【病因病机】

现代医学病因和发病机制：普遍认为斑秃是一种具有遗传因素和环境激发因素的自身免疫性疾病。

中医认为本病是由于血虚不能滋养肌肤，毛发失于营养而脱落；情绪紧张，肝气郁结，过度劳累，劳伤心脾，气血生化乏源，毛发失养所致；肝肾不足，精血亏虚，无力养发而成。王俊志认为斑秃往往虚实夹杂，虚为气血虚、肝肾亏虚，发为血之余，肾主骨生髓其荣在发；实为肝气郁结，气血阻滞，故治以调补气血，滋补肝肾，通络活血。

【治疗】

◆中医中药

◎辨证论治

皮损表现为脱发区皮肤变薄，光亮，无炎症反应，无自觉症状。

【治则】补气养血，滋补肝肾，活血通络。

【方药】八珍汤，加女贞子 15g、墨旱莲 15g、夜交藤 20g、熟地 15g、灵芝 50g、松针 30g。

【组成】党参 15，白术 15g，茯苓 15g，当归 15g，川芎 10g，白芍 15g，熟地 15g，甘草（炙）10g，女贞子 15g，墨旱莲 15g，夜交藤 20g，灵芝 50g，松针 30g，水煎，日 1 剂，早晚饭后半小时温服。

【外治】涂抹生发液（科内自制药物），日 3～5 次。涂抹生发液后梅花针扣刺，1 周 2 次，每次 10 分钟，潮红即可；域发头皮营养液每日 2 次外用。

◇验案举隅◇

张某，女，64 岁，2021 年 3 月 12 日初诊。

病史：患者自述 8 月前因行甲状腺癌手术后，毛发枯槁无泽，呈斑块状脱落，范围由小变大，脱发区有少量绒毛，边缘头发松动易拔。伴畏寒，倦怠乏力，食少食欲缺乏，睡眠欠佳，大便不成形，舌质淡，苔薄白，脉细弱。

【中医诊断】油风。

【西医诊断】斑秃。

【中医辨证】气血两虚证。

【治则】益气补血，养血生发。

【方药】八珍汤加减。

人参 10g，白术 15g，茯苓 15g，当归 15g，川芎 10g，白芍 15g，熟地 15g，甘草（炙）10g，女贞子 15g，墨旱莲 15g，夜交藤 20g，灵芝 50g，松针 30g，桂枝 15g，龙骨 30g，牡蛎 30g，7 剂，水煎，日 1/2 剂，早晚餐后半小时温服。

【外治】生发液，外用，日 2 次；配合梅花针叩刺，每周 2 次，每次 5 分钟。

二诊：脱发减少，脱发区未扩大，乏力减轻，大便成形，余症未有大进退。

【处置】上方加升麻 15g，焦三仙 15g，7 剂；外治同前。

三诊：脱发区有新生绒毛，周围发质变硬，饮食尚可，睡眠渐安。

【处置】上方去桂枝，7 剂，外治同前。

四诊：脱发区绒发渐多，症状明显减轻，舌淡红，苔薄白，脉细。

【处置】继服上方，7剂；外治同前。

五诊：新发已生，诸证已无，饮食、二便正常。

【处置】党参15，白术15g，茯苓15g，当归15g，川芎10g，白芍15g，熟地15g，甘草（炙）10g。14剂，水煎，日1剂，早晚餐后温服。

【按语】

本案斑秃，中医称之为油风。《外科正宗》认为："油风乃血虚不能随气荣养肌肤，故毛发根空，脱落成片，皮肤光亮，痒如虫行。"本例患者老年女性，于甲状腺癌术后发病，素体虚弱，气血不足，以致毛发失养，成块脱落，当补益气血，生发壮发，故以八珍汤加减。方中松针活血通络，灵芝补气血益肝肾，二者合用助生新发，为本方生发要药；女贞子、墨旱莲、熟地以滋补肝肾，夜交藤、龙骨、牡蛎以助眠安神；患者畏寒，有阳气不足之象，遂加桂枝以温通，加灵芝以增强机体免疫力。经治疗2个月，脱发区新发已生，诸证已解，患者满意，继服八珍汤常用方14剂以收功。

第二十章 遗传性和角化性皮肤病

第一节 鱼鳞病

【概说】

鱼鳞病是一种表皮细胞动力学的稳定机制紊乱或分化异常，导致以皮肤干燥，伴有鱼鳞状鳞屑为特征的遗传性角化障碍性疾病。中医称之为"蛇皮癣"。

【病因病机】

现代医学病因和发病机制：表皮细胞动力学的稳定机制紊乱或分化异常。

中医认为本病是由于肝肾不足，经络阻塞，或由遗传所致。

【治疗】

◆中医中药

◎辨证论治

【治则】补肝肾，活血化瘀。

【方药】大黄蛰虫丸 + 升角丸 + 育阴丸 / 六味地黄丸。

注：本病需长期治疗，以丸剂代替汤剂，和缓中取得药效。

【外治】全蝎软膏 / 猪大油 + 香油 / 凡士林。

第二节 掌跖角化病

【概说】

掌跖角化病又名掌跖角皮症，是以手掌和足跖皮肤增厚、角化过度为特点的一组慢性皮肤病。其临床以掌趾皮肤角化增厚、干燥、变硬为特征。病程较长，较难彻底治愈。

【病因病机】

现代医学病因和发病机制：大多为先天性，常有家族史，分为X 连锁显性遗传和隐性遗传，也包括一部分获得性疾病。

中医认为本病是由于营血不足，不能荣养四肢而成。

【治疗】

◆ 中医中药

◎ 辨证论治

【治则】滋阴补肾养血，活血化瘀。

【方药】大黄蟅虫丸、六味地黄丸等。

【外治】

骨科洗药，加当归 20g、生大黄 20g、紫草 20g、生甘草 20g，加 9° 米醋 500ml，每日 1 次泡洗。

外涂全蝎软膏 / 杨黄软膏，日 2 次外用。

第三节　毛周角化病

【概说】

毛周角化病又名毛发苔藓或毛发角化病，是一种慢性毛囊角化性皮肤病。其特征为在毛囊口内有一个小角质栓或大如针头与毛孔一致的角化性丘疹，伴有程度不等的毛囊周围红斑。

【病因病机】

现代医学病因和发病机制：本病是一独立性皮肤病或为其他疾病的症状之一。本病的发生与遗传因素有关，为常染色体显性遗传病，伴有可变的外显率。

中医认为本病是由于血虚风燥，肌肤失养所致。

【治疗】

◆中医中药

◎辨证论治

【治则】补肝肾，活血化瘀。

【方药】升角丸＋大黄蛰虫丸＋育阴丸。

【外治】

全蝎软膏／硫软膏。

注：本病难以痊愈。

第二十一章 其他类皮肤病

瘢痕疙瘩

【概说】

瘢痕疙瘩是一种皮肤上结缔组织增生性皮肤病。其临床特征为隆起于皮肤表面的大小不规则的疤痕。中医称之为"肉龟疮"。

【病因病机】

现代医学病因和发病机制： 本病的发生与具有容易形成本病的素质和家族遗传相关联。

中医认为本病是由于先天禀赋不足，营卫不和，或疮疡、手术、刀伤、烫伤及轻微擦伤后，气血凝滞不散所致。

【治疗】

范围小，数目少的外治为主，外用黑布膏。

范围大，数目多的应内治加外治：

【内治】二陈汤＋消瘰丸，加三棱 15g、莪术 15g 加减。

【外治】黑布膏厚涂，3～5 日换药 1 次，以布覆盖。

肤疾宁贴敷半月后再用全蝎软膏外用。

◆ 单方成药

升角丸＋小金胶囊＋解毒百令丸，按说明书口服。

附录一 附方（内服）^①

B

1. 八正散：出自《太平惠民和剂局方》。

【原方组成】车前子，瞿麦，萹蓄，滑石，山栀子仁，甘草炙，木通，大黄面裹煨，去面，切，焙，各1斤。

【原方用法】上为散，每服2钱，水1盏，入灯芯，煎至7分，去滓，温服，食后临卧。小儿量力少少与之（现代用法：散剂，每剂6~10g，灯芯煎汤送服；汤剂，加灯芯，水煎服，用量根据病情酌定）。

【功用】清热泻火，利水通淋。

【主治】湿热淋证。

【王俊志常用】小通草、瞿麦、车前子、萹蓄、炙甘草、山栀子、大黄各15g，滑石30g。

2. 八珍汤（八珍散）：出自《瑞竹堂经验方》。

【原方组成】人参，白术，白茯苓，当归，川芎，白芍药，熟地黄，甘草炙，各1两。

【原方用法】上㕮咀，每服3钱(9g)，水1.5盏，加生姜5片，大枣1枚，煎至7分，去滓，不拘时候，通口服（现代用法：或做汤剂，加生姜3片，大枣5枚，水煎服，用量根据病情酌定）。

注：①附方（内服）所列古方，一部分按原方照录，使用这部分古方时，应根据病情和制方年代计量方法酌情调配用量。

【功用】益气补血。

【主治】气血两虚证。

【皮肤主治】疮疡、皮肤病属气血两虚者。

【用法】水煎服。

【王俊志常用量】人参、白术、茯苓、甘草、当归、白芍、地黄、川芎各 15g。

3. 补中益气汤：出自《脾胃论》。

【原方组成】黄芪病甚、劳役热甚者，1 钱甘草炙，各 5 分人参去芦，3 分 当归酒焙干或晒干，2 分橘皮不去白，2 分或 3 分，升麻 2 分或 3 分，柴胡 2 分或 3 分，白术 3 分。

【原方用法】上㕮咀，都作 1 服，水 2 盏，煎至 1 盏，去滓，食远稍热服。

【功用】补中益气，升阳举陷。

【主治】①脾虚气陷证。②气虚发热证。

【皮肤主治】疮疡元气亏损，肢体倦怠，饮食少思。

【用法】水煎服 。

【王俊志常用】黄芪 30g，人参、炙甘草、归身、橘皮、升麻、柴胡、白术各 15g。

4. 补阳还五汤：出自《医林改错》。

【原方组成】黄芪生 4 两，当归尾 2 钱，赤芍 1.5 钱，地龙去土，1 钱， 川芎 1 钱，红花 1 钱，桃仁 1 钱。

【原方用法】水煎服。

【功用】补气，活血，通络。

【主治】中风之气虚血瘀证。

【王俊志常用】生黄芪 50g，当归尾、赤芍、地龙、川芎 桃仁、红花各 15g。

5. 柏滑散。

【组成】黄柏 500g，滑石 500g。

【用法】将药面用油调后敷于患处，每日 1 次。

【功用】清热凉血，祛湿止痒。

【主治】急性湿疹，过敏性皮炎。

6. 白虎汤：出自《伤寒论·辨太阳病脉证并治》。

【原方组成】知母6两，石膏1斤（碎），甘草2两（炙），粳米6合。以水1斗，煮米熟，汤成去滓，温服1升，1日3次。

【功用】清热生津。

【主治】伤寒阳明热盛，或温病热在气分证。壮热面赤，烦渴引饮，口舌干燥，大汗出，脉洪大有力，现用于流行性乙型脑炎、流行性脑脊髓膜炎、大叶性肺炎，夏季热等属于热在气分者。

【王俊志常用】知母15g，石膏30g，甘草15g。

7. 白虎加桂枝汤：出自《金匮要略》。

【原方组成】知母6两，甘草2两（炙），石膏1斤，粳米2合，桂枝3两（去皮为粗末），每服5钱，水1.5盏，煎至8分，去滓温服，汗出愈。

【功用】清热，通络，和营卫。

【主治】温疟（其脉如平，身无寒但热，骨节疼烦，时呕，以及风湿热痹见壮热，气粗烦躁，关节肿痛，口渴苔白，脉弦数）、痛风。

【王俊志常用】知母15g，石膏30g，甘草15g，桂枝15g。

8. 病毒2号：自拟方。

【组成】板蓝根30g，大青叶15g，金银花15g，黄芩15g，牡丹皮20g，紫草15g，赤芍15g，莪术15g，磁石30g，神曲15g，生牡蛎30g，生薏米30g。

【功用】清热解毒，软坚散结。

【主治】扁平疣、寻常疣、跖疣。

9. 病毒三号：自拟方。

【组成】忍冬藤20g，红藤20g，络石藤15g，板蓝根30g，大青叶15g，生薏米30g，木贼15g，土茯苓30g，白鲜皮20g，蜂房20g，生牡蛎30g。

【功用】清热解毒，通络散结。

【主治】传染性软疣。

10. 萆薢渗湿汤：出自《疡科心得集》。

【组成】萆薢 15g，苡仁 30g，牡丹皮、黄柏、赤苓、泽泻、小通草各 10g，滑石 30g。

【功用】清利湿热。用于下肢丹毒、湿疮、药疹及足癣继发化脓性感染等湿热下注所致者。

【用法】水煎服。

【王俊志常用】萆薢 15g，苡仁 30g，牡丹皮、黄柏、赤苓、泽泻、小通草各 15g，滑石 30g。

C

1. 柴胡疏肝散：出自《证治准绳》引《医学统旨》方。

【原方组成】陈皮（醋炒）、柴胡各 2 钱，川芎、枳壳（麸炒）、芍药各 1.5 钱，甘草（炙）5 分，香附 1.5 钱。上作 1 服。

【原方用法】水 2 盅，煎 8 分，食前服。

【功用】疏肝行气，活血止痛。

【主治】肝气郁滞证。胁肋疼痛，胸闷喜太息，情志抑郁易怒，或嗳气，脘腹胀满，脉弦。用于皮肤病肝郁气滞型，或疮疡发于中部者。

【王俊志常用】陈皮、柴胡、川芎、枳壳、芍药、甘草、香附各 15g。

2. 除湿胃苓汤：出自《医宗金鉴》。

【原方组成】苍术、厚朴、陈皮、猪苓、泽泻、赤茯苓、白术、滑石、防风、山栀子、木通各 9g，肉桂、甘草各 2g，灯芯草 2 扎。

【原方用法】水煎服。

【功用】清热燥湿，理气和中。

【主治】湿疮、带状疱疹。

【王俊志常用】苍术、厚朴、陈皮、猪苓、泽泻、赤茯苓、白术、防风、山栀子、小通草各 15g，甘草 10g，灯芯草 10g。

D

1. 当归四逆汤：出自《伤寒论》。

【原方组成】当归3两，桂枝3两（去皮），芍药3两，细辛3两，甘草2两（炙），小通草2两，大枣25枚（擘）。

【原方用法】上7味，以水8升，煮取3升，去滓。温服1升，日3服。

【功用】温经散寒，养血通脉。

【主治】血虚寒凝、手足寒冷或青紫，受寒后更甚，或冻疮初起未溃者，雷诺氏病。

【王俊志常用】当归、桂枝、芍药、小通草各15g，甘草10g，细辛5g。

2. 当归饮子：出自《外科正宗》。

【组成】当归、川芎、白芍、生地、防风、白蒺藜、荆芥各15g，何首乌、黄芪各6g，炙甘草3g。

【用法】水煎服。

【功用】养血祛风。

【主治】血虚风燥型的隐疹、湿疹、牛皮癣、白屑风等。

【王俊志常用】当归、川芎、白芍、生地、防风、白蒺藜、荆芥、何首乌各15g，黄芪30g，炙甘草15g。

3. 丹栀逍遥散（加味逍遥散）：出自《内科摘要》

【原方组成】当归、芍药、茯苓、白术（炒）、柴胡各1钱，牡丹皮、山栀炒、甘草（炙），各5分水煎服。

【原方用法】水煎服。

【功用】养血健脾，疏肝清热。

【主治】肝郁血虚，内有郁热证。

【王俊志常用】逍遥散加牡丹皮、栀子各15g。

【皮肤主治】皮肤病肝郁化火证，发生在中部者。

4. 大黄䗪虫丸：出自《金匮要略》（卷上）。

【原方组成】大黄10分（蒸），黄芩2两，甘草3两，桃仁1升，杏仁1升，芍药4两，干地黄10两，干漆1两，虻虫1升，水蛭100枚，蛴螬1升，䗪虫0.5升。

【原方用法】上12味，末之，炼蜜和丸小豆大，酒饮服5丸，日 3 服。

【功用】祛瘀生新。

【主治】五劳虚极，干血内停证。形体羸瘦，少腹挛急，腹痛拒按，或按之不减，腹满食少，肌肤甲错，两目无神，目眶暗黑，舌有瘀斑，脉沉涩或弦。

【皮肤主治】静脉炎，结节性红斑。

5. 独活寄生汤：出自《备急千金要方》。

【原方组成】独活 3 两，桑寄生、杜仲、牛膝、细辛、秦艽、茯苓、肉桂心、防风、川芎、人参、甘草、当归、芍药、干地黄各 2 两。

【原方用法】上 15 味，以水 1 斗，煮取 3 升，分 3 服，温身勿冷也。

【功用】祛风湿，止痹痛，益肝肾，补气血。

【主治】痹证日久，肝肾两虚，气血不足证。

【皮肤主治】痹症、硬皮病。

【王俊志常用】独活、桑寄生、秦艽、防风、当归、芍药、川芎、干地黄、杜仲、牛膝、党参、茯苓各 15g，甘草 10g，肉桂 15g，细辛 5g。

6. 颠倒散。

【组成】大黄、硫黄各 15 克研成粉末。

【用法】用凉开水调匀，再搽擦患处，每日 1~2 次。

【功用】清热散瘀。

【主治】酒糟鼻、粉刺、脂溢性皮炎等病。

E

1. 二仙汤 。

【组成】仙茅、淫羊藿、当归、巴戟、知母、黄柏各 10g。

【用法】水煎服。

【功用】调摄冲任。

【主治】隐疹属冲任不调者。

【王俊志常用】仙茅 15g，淫羊藿 15g。

2. 二至丸 出自：《医方集解》补养之剂方。

【原方组成】女贞子、旱莲草各等分。女贞子冬至时采，阴干，蜜酒拌蒸，过1夜，粗袋擦去皮，晒干为末，旱莲草夏至时采，捣汁，熬膏，和前药为丸。

【功用】滋阴补肾。

【主治】脱发、白发。

【王俊志常用】女贞子15g、墨旱莲15g。

3. 二陈汤：出自《太平惠民和剂局方》。

【原方组成】半夏汤洗7次，橘红各5两，白茯苓3两，甘草1.5两（炙）。

【原方用法】上药吹咀，每服4钱，用水1盏，生姜7片，乌梅1个，同煎6分，去滓，热服，不拘时候。

【功用】燥湿化痰，理气和中。

【主治】湿痰证。

【皮肤主治】用于疮疡痰浊凝结之证。

【王俊志常用】陈皮15g，半夏15g，茯苓15g，甘草15g。

F

1. 防风通圣散。

【原方组成】防风、川芎、当归、芍药、大黄、薄荷叶、麻黄、连翘、芒硝各0.5两，石膏、黄芩、桔梗各1两，滑石3两，甘草2两，荆芥、白术、栀子各1分。

【原方用法】共研细末，每服2钱，水1大盏，生姜3片，煎至6分，温服。

【功用】解表通里，疏风清热，化湿解毒。

【主治】用于疮疡肿毒、肠风痔瘘、隐疹等。

2. 复方青黛丸。

【组成】青黛9g，乌梅30g，蒲公英12g，紫草12g，白芷15g，丹参15g，白鲜皮15g，建曲9g，贯众9g，土茯苓30g，马齿苋30g，萆薢15g，焦山楂9g，五味子 酒15ml。

【用法】以上14味，青黛和土茯苓和各1g，混合粉碎成细粉，混匀；其余土茯苓、丹参等 13 味药混合粉碎成细粉，过筛，混匀，用水泛丸。再用青黛与土茯苓混合粉包衣，干燥，即得。

【性状】本品为具深蓝色包衣的灰褐色水丸；气微，味微苦、酸。

【鉴别】取本品置显微镜下观察：淀粉粒复粒由 8~12 粒组成。种皮表面石细胞淡黄棕色，表面观类多角形，壁较厚，孔沟细密，胞腔含暗棕色物。薄壁组织碎片紫红色，用甘油醋酸液装片不扩散，遇水合氯醛液色素扩散。不规则块片或颗粒显蓝色。

【功用】清热解毒，消斑化瘀，祛风止痒。用于进行期银屑病、玫瑰糠疹、药疹等。

【用法】口服，一次 6g，一日 3 次。

【规格】每袋装 6g。

【适用证】清热解毒，消斑化瘀，祛风止痒。用于进行期银屑病，玫瑰糠疹等。

【包装】丸剂：6g×20 袋 / 盒。

G

1. 桂枝汤：出自《伤寒论》。

【原方组成】桂枝 3 两（去皮），芍药 3 两，甘草 2 两（炙），生姜 3 两（切），大枣 12 枚（擘）。

【原方制法与用法】上 5 味，哎咀，以水 7 升，微火煮取 3 升，适寒温，服 1 升。服已须臾，啜热稀粥 1 升余，以助药力。温覆令一时许，遍身微似有汗者益佳，不可令如水流漓，病必不除。若一服汗出病瘥，停后服，不必尽剂；若不汗，更服，依前法；又不汗，后服小促其间，半日许令三服尽。若病重者，一日一夜服，周时观之，服一剂尽，病证犹在者，更作服；若汗不出，乃服至二三剂。禁生冷、黏滑、肉、面、五辛、酒酪、臭恶等物。

【功用】解肌发表，调和营卫。

【主治】外感风寒表虚证；风寒型隐疹。

【王俊志常用】桂枝 10g，白芍 15g，炙甘草 10g，大枣 4 枚，生姜 4 片。

2.归脾汤：出自《正体类要》。

【原方组成】白术、当归、白茯苓、黄芪炒、远志、龙眼肉、酸枣仁（炒）各1钱，人参1钱，木香5分，甘草3分（炙）。

【原方制法与用法】加生姜、大枣，水煎服。

【功用】益气补血，健脾养心。

【主治】①心脾气血两虚证。②脾不统血证。③岩、乳痰等病，久溃不敛，气血两亏，心脾衰弱，心烦不寐者。

【王俊志常用】人参10g，炒白术15g，当归15g，炙甘草10g，茯神15g，远志15g，枣仁15g，木香15g，龙眼肉6g，生姜6片（后下），大枣6枚，黄芪30g。

3.顾步汤：出自《外科真诠》。

【组成】黄芪30g，人参9g，金钗石斛30g，当归30g，金银花30g，牛膝30g，菊花15g，甘草9g，蒲公英15g，紫花地丁30g。

【制法与用法】水煎服。口渴者，加天花粉9g。

【主治】治脱疽。

【王俊志常用】黄芪30g，太子参15g，石斛15g，当归15g，银花20g，牛膝15g，菊花15g，甘草15g，蒲公英15g，紫花地丁15g。

H

黄连解毒汤：出自《肘后备急方》，名见《外台秘要》引崔氏方。

【原方组成】黄连3两，黄芩、黄柏各2两，栀子14枚（擘）。

【原方制法与用法】上4味切，以水6升，煮取2升，分2服。

【功用】泻火解毒。

【主治】三焦火毒证。

【王俊志常用】黄连15g，黄芩15g，黄柏15g，栀子15g。

J

1.季德胜蛇药片，别名：南通蛇药片。

【组成】本品由七叶一枝花、蟾蜍皮、蜈蚣、地锦草等药味，经适宜的加工方法制成的片剂。

【功用】解毒，消肿，止痛，化腐，生肌。

【性状】本品为褐棕色片；味苦辛。

【规格】每片重 0.4g。

【主治】毒蛇与毒虫咬伤，脑炎，流行性腮腺炎，带状疱疹，乙型肝炎，隐翅虫皮炎，耳郭软骨膜炎，阴茎包皮水肿，蚕豆黄，红斑狼疮等。

【禁忌】治疗毒蛇咬伤，凡治疗过迟，已引起心衰竭时，应以强心剂治疗，如有其他并发症时，应施以其他治疗措施。

2. 加味解毒散。

【组成】黄芩、生地各 250g，黄连、栀子、黄柏、牡丹皮、连翘、金银花、甘草各 200g。

【制法与用法】共研细面；周岁小儿每服 0.5g，2 岁每服 1g，成年人每服 5~10g，每日 2 次，白开水送服。

【功用】清热解毒。

【主治】口舌生疮、皮肤湿疹、瘙痒难眠、疹毒未净。

3. 金匮肾气丸：出自《金匮要略》。

【原方组成】干地黄 8 两、薯蓣（即山药）、山茱萸各 4 两，泽泻、茯苓、牡丹皮各 3 两，桂枝、附子炮，各 1 两。

【原方制法与用法】上为细末，炼蜜和丸，如梧桐子大，酒下 15 丸，日再服。

【功用】补肾助阳。

【主治】肾阳不足证。腰痛脚软，身半以下常有冷感，少腹拘急，小便不利，或小便反多，入夜尤甚，阳痿早泄，舌淡而胖，脉虚弱，尺部沉细，以及痰饮，水肿，消渴，脚气，转胞等。

K

1. 苦参丸：出自《医宗金鉴》散风苦参丸。

【组成】苦参 200g，大黄、独活、防风、枳壳、玄参、黄连、黄芩、栀子各 100g，菊花 50g。

【制法与用法】共研细面，炼蜜为丸，每丸重 15g；白开水送下，每次 1 丸。

【功用】祛风除湿消肿。

【主治】荨麻疹、过敏性皮炎、玫瑰糠疹。

L

1. 龙胆泻肝汤：出自《医方集解》。

【组成】龙胆草（酒炒），黄芩（炒），栀子（酒炒），泽泻，木通，当归（酒炒），生地黄（酒炒），柴胡，生甘草，车前子（原书无用量）。

【制法与用法】水煎服，亦可制成丸剂，每服 6~9g，日 2 次，温开水送下。

【功用】清泻肝胆实火，清利肝经湿热。

【主治】①肝胆实火上炎证。②肝经湿热下注证。阴肿，阴痒，筋痿，阴汗，小便淋浊，或妇女带下黄臭等，舌红苔黄腻，脉弦数有力。③湿疹、丹毒、足癣继发感染、接触性皮炎、蛇丹、肝脓肿、肛周脓肿及急腹症里热证者。

【王俊志常用】龙胆草 10g，栀子 15g，黄芩 15g，柴胡 15g，生地黄 15g，泽泻 15g，当归 15g，车前子 15g，甘草 10g，小通草 15g。

4. 凉血四物汤：出自《医宗金鉴》。

【组成】当归、生地、川芎、赤芍、黄芩、赤茯苓、陈皮、红花、甘草、生姜、五灵脂各 9g。

【制法与用法】水煎服。

【功用】活血祛瘀，用于酒渣鼻。

【王俊志常用】当归 15g，生地 15g，川芎 15g，赤芍 15g。

5. 六味地黄丸：出自《小儿药证直诀》。

【原方组成】熟地黄 8 钱，山萸肉、干山药各 4 钱，泽泻、牡丹皮、茯苓去皮，各 3 钱。

【原方制法与用法】上为末，炼蜜为丸，如梧桐子大。空心温水化下 3 丸。

【功用】滋补肝肾。

【主治】肝肾阴虚证。腰膝酸软，头晕目眩，耳鸣耳聋，盗汗，遗精，消渴，骨蒸潮热，手足心热，口燥咽干，牙齿动摇，足跟作痛，小便淋沥，以及小儿囟门不合，舌红少苔，脉沉细数。

M

1. 麻黄汤：出自《伤寒论：辨太阳病脉证并治中》。

【原方组成】麻黄 3 两（去节），桂枝 2 两（去皮），甘草 1 两（炙），杏仁 70 个（去皮尖）。

【原方制法与用法】上 4 味，以水 9 升，先煮麻黄，减 2 升，去上沫，内诸药，煮取 2.5 升，去滓，温服 8 合。覆取微似汗，不须啜粥，余如桂枝法将息（现代用法：水煎服，温覆取微汗）。

【功用】发汗解表，宣肺平喘。

【主治】外感风寒。恶寒发热，头痛身疼，无汗而喘，舌苔薄白，脉浮紧。

2. 硬皮病、皮肌炎。

【辨证要点】恶寒发热，无汗而喘，脉浮紧。

【王俊志常用】炙麻黄 15g，桂枝 15g，甘草 15g，杏仁 15g。

N

1. 牛蒡解肌汤：出自《疡科心得集》。

【组成】牛蒡子 12g，薄荷、荆芥各 6g，连翘、山栀、牡丹皮各 9g，石斛 12g，玄参 9g，夏枯草 12g。

【制法与用法】水煎服。

【功用】祛风清热，化痰消肿。用于头面颈项部的疮疡、牙龈肿痛等病初期，局部红肿热痛有硬结者。

2. 牛黄上清丸。

【组成】人工牛黄、薄荷、菊花、荆芥穗、白芷、川芎、栀子、黄连、黄柏、黄芩、大黄、连翘、赤芍、当归、地黄、桔梗、甘草、石膏、冰片。辅料：蜂蜜。

【功用】清热泻火，散风止痛。

【主治】用于热毒内盛、风火上攻所致的头痛眩晕、目赤耳鸣、咽喉肿痛、口舌生疮、牙龈肿痛、大便燥结。

【规格】大蜜丸每丸重 6g。

【用法用量】口服。大蜜丸一次 1 丸，一日 2 次。

3. 暖肝煎：出自《景岳全书》。

【原方组成】当归 2 钱，枸杞子 3 钱，小茴香 2 钱，肉桂 1 钱，乌药 2 钱，沉香 1 钱（木香亦可），茯苓 2 钱。

【原方制法与用法】水 1.5 盅，加生姜三五片，煎 7 分，食远温服（现代用法：水煎服）。

【功用】温补肝肾，行气止痛。

【主治】肝肾不足，寒滞肝脉证。睾丸冷痛，或小腹疼痛，疝气痛，畏寒喜暖，舌淡苔白，脉沉迟。

【王俊志常用】当归 15g，枸杞 15g，小茴香 15g，肉桂 15g，乌药 15g，茯苓 15g，生姜 6 片，沉香 5g。

P

1. 普济消毒饮：出自《东垣试效方》。

【原方组成】黄芩（酒炒）、黄连（酒炒），各 5 钱，陈皮（去白）、甘草（生用）、玄参、柴胡、桔梗各 2 钱，连翘、板蓝根、马勃、牛蒡子、薄荷各 1 钱，僵蚕、升麻各 7 分。

【原方制法与用法】上药为末，汤调，时时服之，或蜜拌为丸，噙化。

【功用】清热解毒，疏风散邪。

【主治】大头瘟、疮疡阳证及颜面丹毒、发颐等。恶寒发热，头面红肿掀痛，目不能开，咽喉不利，舌燥口渴，舌红苔白兼黄，脉浮数有力。

【王俊志常用】黄芩 15g，黄连 15g，甘草 10g，玄参 15g，连翘 15g，马勃 15g，牛蒡子 15g，升麻 15g，柴胡 15g，桔梗 15g，陈皮

15g，板蓝根 30g，薄荷 10g，僵蚕 15g。

2.皮炎汤一号：自拟方。

【组成】生地 30g，牡丹皮 15g，赤芍 20g，玄参 15g，紫草 15g，大青叶 15g，连翘 15g，白茅根 30g，生石膏 30g，黄芩 15g，知母 15g，滑石 20g。

【功用】祛风散寒，调和营卫。

【主治】过敏性紫癜、接触性皮炎、药物性皮炎、玫瑰糠疹、风热型荨麻疹、银屑病、虫咬性皮炎。

3.平痤方：自拟方。

【组成】黄芩 15g，枇杷叶 15g，桑白皮 15g，蛇白花蛇舌草 30g，金银花 30g，连翘 15g，赤芍 20g，牡丹皮 15g，生甘草 10g，丹参 30g，生石膏 30g，知母 15g。

【功用】疏风，清肺胃之热。

【主治】痤疮、酒渣鼻、脂溢性皮炎。

Q

1.清热化毒丸。

【组成】连翘、青黛、黄连、黄芩、大黄、菊花、龙胆、天花粉、玄参、茯苓、桔梗、甘草、朱砂、冰片、水牛角浓缩粉。

【主治】清火化毒，消肿止痛。用于小儿身热烦躁，咽喉肿痛，口舌生疮，皮肤疮疖，口臭便秘，疹后余毒未尽。适用于牛皮癣、手足癣、体股癣、脓疮、疥疮、痤疮、皮疹、湿疹、皮肤瘙痒、过敏性皮炎、神经性皮炎等症。

【用法用量】口服。一次 1 丸，日 2~3 次。

【注意事项】

①处方中含有朱砂不宜过量久服，肝肾功能不全者慎用。

②可嚼服或分份吞服。

2.清瘟败毒饮：出自《疫疹一得》（卷下）。

【原方组成】生石膏大剂 6~8 两，中剂 2~4 两，小剂 0.8~1.2 钱；小生地大剂 6 钱至 1 两，中剂 3~5 钱，小剂 2~4 钱；乌犀角大剂 6~8 钱，中剂 3~4 钱，小剂 1~1.2 钱，生栀子、桔梗、黄芩、知母、赤芍、玄参、连翘、竹叶、甘草、牡丹皮。

【原方制法与用法】疫证初起，恶寒发热，头痛如劈，烦躁谵妄，身热肢冷，舌刺唇焦，上呕下泄，六脉沉细而数，即用大剂；沉而数者，用中剂；浮大而数者，用小剂。如斑一出，即用大青叶，量加升麻四五分，引毒外透。

【功用】清热解毒，凉血泻火。

【主治】瘟疫热毒，充斥内外，气血两燔证。大热渴饮，头痛如劈，干呕狂躁，谵语神昏，视物错瞀，或发斑疹，或吐血、衄血，四肢或抽搐，舌绛唇焦，脉沉数，可沉细而数，或浮大而数。现代多用于治疗流行性出血热、败血症、脓毒血症、脑炎、病毒性脑炎、髋关节炎、传染性单核细胞增多症、钩端螺旋体、麻疹等。

【王俊志常用】生石膏 30g，生地 15g，水牛角 30g，栀子 15g，桔梗 15g，黄芩 15g，知母 15g，赤芍 15g，玄参 15g，连翘 15g，竹叶 15g，甘草 10g，牡丹皮 15g。

3. 杞菊地黄丸：出自《麻疹全书》。

【原方组成】六味地黄丸，加枸杞子、菊花各 3 钱上为细末，炼蜜为丸，如梧桐子大，每服 3 钱，空腹服。

【《中国药典》处方】枸杞子 40g，菊花 40g，熟地黄 160g，山茱萸（制）80g，牡丹皮 60g，山药 80g，茯苓 60g，泽泻 60g。

【制法与用法】以上 8 味，粉碎成细粉，过筛，混匀。每 100g 粉末用炼蜜 35 ~ 50g 加适量的水泛丸，干燥，制成水蜜丸；或加炼蜜 80 ~ 110g 制成小蜜丸或大蜜丸，即得。

【功用】滋肾养肝。用于肝肾阴亏，眩晕耳鸣，畏光，迎风流泪，视物昏花。

【用法】口服，水蜜丸一次 6g，小蜜丸一次 9g，大蜜丸一次 1 丸，日 2 次。

【规格】大蜜丸每丸重 9g。

4. 清肝解郁汤：出自《外科正宗》。

【组成】当归、白芍、川芎、生地、陈皮、半夏、香附各 12g，贝母、茯神、青皮、远志、桔梗、苏叶各9g，栀子、木通、生甘草各6g。

【制法与用法】水煎服。

【功用】清肝解郁，行滞散结。用于一切忧郁气滞，乳结肿硬，不疼不痒，久之渐渐作痛之症。

【王俊志常用】当归15g，白芍15g，川芎15g，生地15g，陈皮15g，半夏10g，香附15g，贝母15g，茯神15g，青皮15g，远志15g，桔梗15g，苏叶15g，栀子15g，小通草10g，生甘草10g。

5. 清热泻脾散：出自《医宗金鉴》（卷五十一）。

【原方组成】山栀(炒)，石膏(煅)，黄连(姜炒)，生地，黄芩，赤苓。

【原方制法与用法】灯芯为引，水煎服。

【功用】清脾泄热。

【主治】小儿心肿蕴热，致患鹅口，白屑生满口舌，如鹅之口者。婴儿湿疹。

6. 去白癜风方。

【组成】旱莲草30g，沙苑子20g，制首乌20g，白芷20g，蒺藜20g，紫草15g，重楼15g，丹参10g，苦参10g，苍术8g。

【制法与用法】水煎服。

【功用】祛风活血，除湿清热，补益肝肾。

【主治】白癜风。

S

1. 升角丸。

【组成】水牛角500g，升麻30g，羌活50g，防风50g，白附子30g，白芷30g，川芎30g，红花30g，生地100g，黄芩150g，甘草50g。

【制法与用法】共研细末，炼蜜为丸，10g/丸。

【功用】清热凉血。

【主治】粉刺、雀斑、面部皮炎。

【用法】每次1丸，日两次口服。

2. 升麻鳖甲汤：出自《金匮要略·卷上·百合狐惑阴阳毒篇》。

【原方组成】升麻 2 两，当归 1 两，蜀椒（炒去汗）1 两，甘草 2 两，鳖甲手指大一片（炙），雄黄 0.5 两（研）。

【原方制法与用法】上 6 味，以水 4 升，煮取 1 升，顿服之，老小再服，取汗。

【功用】滋阴，活血，清热解毒。

【主治】红斑狼疮。

【王俊志常用】升麻 15g，甘草 10g，鳖甲 15g，当归 15g，川椒 15g。

3. 生脉饮：出自《医学启源》。

【原方组成】人参 5 分，麦门冬 5 分，五味子 7 粒。

【原方制法与用法】长流水煎，不拘时服（现代用法：水煎服）。

【功用】益气生津，敛阴止汗。

【主治】①温热、暑热，耗气伤阴证。②久咳伤肺，气阴两虚证。③疮疡、烧伤、皮肤病、前列腺肥大气阴两虚者。

【王俊志常用】太子参 15g，麦冬 15g，五味子 15g。

4. 四妙勇安汤：出自《验方新编》。

【原方组成】金银花、玄参各 3 两，当归 2 两，甘草 1 两。

【原方制法与用法】水煎服，一连 20 剂……药味不可少，减则不效，并忌抓擦为要。

【功用】清热解毒，活血止痛。

【主治】热毒炽盛之脱疽。患肢暗红微肿灼热，溃烂腐臭，疼痛剧烈，或见发热口渴，舌红脉数。

【王俊志常用】玄参 30g，当归 30g，金银花 30g，生甘草 30g。

5. 四妙散。

【组成】黄柏、苍术、牛膝、薏苡仁各 240g。

【制法与用法】水泛为丸，每服 6 ～ 9g，温开水送下。

【功用】清热利湿，通筋利痹，舒筋壮骨。

【主治】湿热下注，两足麻木，筋骨酸痛等。用于治疗丹毒、急慢性肾炎、湿疹、骨髓炎、关节炎等。

【王俊志常用】苍术15g，牛膝15g，黄柏15g，薏苡仁30g。

6. 十全大补汤：出自《太平惠民和剂局方》。

【原方组成】人参（去芦），肉桂（去皮），川芎，干熟地黄，茯苓，白术，甘草（炒），黄芪，当归（去芦），白芍药各等分。

【原方制法与用法】上为细末，每服两大钱，用水1盏，加生姜3片，枣子2枚，同煎至7分，不拘时候温服。

【功用】温补气血。

【主治】气血两虚证。

【王俊志常用】党参15g，肉桂10g，川芎15g，熟地15g，茯苓15g，白术15g，炙甘草10g，黄芪30g，当归15g，白芍15g。

T

1. 通窍活血汤：出自《医林改错》。

【原方组成】赤芍、川芎各1钱，桃仁研泥、红花各3钱，老葱切碎3根，鲜姜3钱（切碎），红枣7个（去核），麝香绢包5厘，黄酒半斤。

【原方制法与用法】前7味煎1盅，去滓，将麝香入酒内再煎二沸，临卧服。

【功用】活血化瘀，通窍活络。

【主治】瘀阻头面证。用于血瘀所致的斑秃、酒渣鼻、荨麻疹、白癜风、油风、紫白癜风等。

【王俊志常用】赤芍15g，川芎10g，桃仁10g，红花10g。

2. 桃红四物汤：出自《和剂局方》。

【组成】地黄、当归、芍药、川芎、桃仁各9g，红花6g。

【制法与用法】水煎服。

【功用】养血，活血，祛瘀。用于疮疡皮肤病、脱疽之属于血瘀者。

【王俊志常用】地黄15g，当归15g，芍药15g，川芎10g，桃仁10g，红花10g。

3. 托里消毒散：出自《外科理例》。

【组成】人参、黄芪、当归、川芎、芍药、白术、茯苓各9g，白芷、银花各 6g，甘草 5g。

【制法与用法】水煎服。

【功用】补益气血，托毒消肿。用于疮疡体虚邪盛，脓毒不易外达者。

【王俊志常用】党参/太子参 15g，当归 15g，川芎 10g，芍药 15g，白术 20g，茯苓 15g，白芷 15g，甘草 10g，银花 15g，黄芪 30g。

4. 透脓散：出自《外科正宗》。

【组成】生黄芪 12g，山甲（炒）3g，川芎 9g，当归 6g，皂角刺 4.5g。

【制法与用法】水煎服。

【功用】透脓托毒，用于痈疽诸毒内脓已成，不易外溃者。

【王俊志常用】生黄芪 30g，山甲（炒）3g，川芎 10g，当归 15g，皂角刺 15g。

5. 通塞脉片。

【成分】当归、牛膝、黄芪、党参、石斛、玄参、金银花、甘草。

【性状】本品为薄膜衣片，除去包衣后显棕褐色；味甘、微苦、涩。

【功效】活血通络、益气养阴。

【主治】用于轻中度动脉粥样硬化性血栓性脑梗死（缺血性中风中经络）恢复期气虚血瘀证，症状表现为半身不遂、偏身麻木、口眼歪斜、言语不利、肢体感觉减退或消失等；用于血栓闭塞性脉管炎（脱疽）的毒热症。

【规格】每素片重 0.35g（含干浸膏 0.35g）。

【制法与用法】口服。治疗缺血性中风恢复期气虚血瘀证，一次 5 片，一日 3 次；治疗血栓性脉管炎，一次 5~6 片，一日 3 次。

W

1. 五味消毒饮：出自《医宗金鉴》。

【原方组成】金银花3钱，野菊花、蒲公英、紫花地丁、紫背天葵子各1.2钱。

【原方制法与用法】水1盅，煎8分，加无灰酒半盅，再滚二三沸时，热服，被盖出汗为度。

【功用】清热解毒，消散疔疮。

【主治】疔疮初起，发热恶寒，疮形如粟，坚硬根深，状如铁钉，以及痈疡疖肿，红肿热痛，舌红苔黄，脉数。

【王俊志常用】金银花15g，野菊花15g，蒲公英20g，紫花地丁20g，紫背天葵子15g。

2. 蜈蚣托毒丸。

【组成】川军1500g，甲珠200g，赤芍300g，归尾300g，蜈蚣100条，连翘300g，蒲公英300g，紫花地丁300g，金银花300g，皂角刺300g，没药150g，乳香150g，甘草300g，全虫300g。

【制法与用法】共研细面，炼蜜为丸，每丸重5g。

【功用】清热泻火，内托瘀毒。

【主治】痈、疮、疔、疖、肿疡、溃疡、带状疱疹后遗神经痛、银屑病。

3. 温胆汤：出自《三因极一病证方论》。

【原方组成】半夏汤洗7次，竹茹、枳实（麸炒，去瓤），各2两，陈皮3两，甘草1两（炙），茯苓1.5两。

【原方制法与用法】上锉为散。每服四大钱，水一盏半，加生姜5片，大枣1枚，煎7分，去滓，食前服（现代用法：加生姜5片，大枣1枚，水煎服，用量按原方比例酌减）。

【功用】理气化痰，和胃利胆。

【主治】胆郁痰扰证。

【王俊志常用】半夏10g，竹茹15g，枳实10g，陈皮15g，甘草10g，茯苓15g，生姜4片，大枣4枚。

4. 五海瘿瘤丸（百净丹）：出自《中国药典》《金匮要略》《伤寒论》。

【成分】海带、海藻、海螵蛸、蛤壳、昆布、白芷、木香、海螺、夏枯草、川芎。

【制法】以上 10 味，粉碎成细粉，过筛，混匀；每 100g 粉末加炼蜜 120 ~ 130g，制成大蜜丸，即得。

【功用】软坚消肿。用于痰核瘿瘤，瘰疬，乳核。

【性状】本品为黑褐色的蜜丸，味腥。

【用法】口服，一次 1 丸，一日 2 次。

【禁忌】孕妇忌服。

【注意事项】孕妇忌服，忌食生冷、油腻、辛辣。

5. 五苓散：出自《伤寒论·辨太阳病脉证并治中》。

【原方组成】猪苓 18 铢（去皮），泽泻 1 两 6 铢，白术 18 铢，茯苓 18 铢，桂枝 0.5 两（去皮）。

【原方制法与用法】上为散，以白饮和服方寸匕，一日 3 次。多饮暖水，汗出愈。

【主治】太阳病蓄水证。

【王俊志常用】猪苓 25g，泽泻 25g，白术 15g，茯苓 15g，桂枝 10g。

6. 五神汤：出自《外科真诠》。

【组成】海带、海藻、海螵蛸、蛤壳、昆布、白芷、木香、海螺、夏枯草、川芎、茯苓、银花、牛膝、车前子、紫花地丁。

【制法与用法】水煎服。

【功用】清热利湿。用于委中毒、附骨疽、肛周脓肿等由湿热凝结而成者。

X

1. 犀角地黄汤（芍药地黄汤）《小品方》：录自《外台秘要》。

【原方组成】犀角（水牛角代）1 两，生地黄 0.5 斤，芍药 3 分，牡丹皮 1 两。

【原方制法与用法】上药 4 味，㕮咀，以水 9 升，煮取 3 升，分 3 服 [现代用法：作汤剂，水煎服，水牛角镑片（先煎），余药后下]。

【功用】清热解毒，凉血散瘀。

【主治】热入血分证。

①热扰心神，身热谵语，舌绛起刺，脉细数。②热伤血络，斑色紫黑、吐血、衄血、便血、尿血等，舌红绛，脉数。③蓄血瘀热，喜忘如狂，漱水不欲咽，大便色黑易解等。

【王俊志常用】水牛角 30g，生地 15g，赤芍 15g，牡丹皮 15g。

3. 犀黄丸：出自《外科全生集》。

【组成】西黄 0.9g，麝香 4.5g，乳香、没药各 30g。

【制法与用法】先将乳香、没药各研细末，再加西黄、麝香共研；用煮烂黄米饭 30g，入药粉捣和为丸，如莱菔子大，晒干忌烘。每天 3 ~ 9g，温开水或陈酒送下。

【功用】清热解毒，和营消肿。用于岩、瘰疬等。

4. 仙方活命饮：出自《校注妇人良方》。

【原方组成】白芷 6 分、贝母、防风、赤芍药、当归尾、甘草节、皂角刺炒、穿山甲 炙、天花粉、乳香、没药各 1 钱，金银花、陈皮各 3 钱。

【原方制法与用法】用酒一大碗，煎五七沸服（现代用法：水煎服，或水酒各半煎服）。

【功用】清热解毒，消肿溃坚，活血止痛。

【主治】阳证痈疡肿毒初起。红肿焮痛，或身热凛寒，苔薄白或黄，脉数有力。

【王俊志常用】猪蹄甲 10g，皂角刺 15g，当归 15g，甘草 15g，赤芍 15g，天花粉 15g，陈皮 15g，防风 15g，贝母 15g，白芷 15g，金银花 20g，乳香 7.5g，没药 7.5g。

5. 消瘰丸：出自（《疡医大全》卷十八）。

【组成】元参（蒸）、牡蛎（煅，醋研）、贝母（去心，蒸）各 120g。

【制法与用法】共为末，炼蜜为丸，如梧桐子大。每服 9g，开水下，日 2 服。

【功用】清热滋阴，化痰散结。

【主治】治肝肾阴号所致的瘰疬。

6. 消风散：出自《外科正宗》。

【原方组成】当归、生地、防风、蝉蜕、知母、苦参、胡麻、荆芥　苍术、牛蒡子、石膏各 1 钱，甘草、木通各 5 分。

【原方制法与用法】水 2 盅，煎至 8 分，食远服（现代用法：水煎服）。

【功用】疏风除湿，清热养血。

【主治】风疹、湿疹。湿疮、接触性皮炎、牛皮癣属风热者。

【王俊志常用】当归 15g，生地 15g，防风 15g，蝉蜕 15g，知母 15g，苦参 15g，胡麻 15g，荆芥 15g，苍术 15g，牛蒡子 15g，小通草 15g，甘草 15g，石膏 30g。

7. 逍遥散：出自《太平惠民和剂局方》。

【原方组成】甘草微炙赤半两，当归（去苗，锉，微炒）、茯苓（去皮）、芍药、白术、柴胡（去苗），各 1 两。

【原方制法与用法】上为粗末，每服 2 钱，水一大盏，烧生姜 1 块切破，薄荷少许，同煎至 7 分，去滓热服，不拘时候。

【功用】疏肝解郁，养血健脾。

【主治】肝郁血虚脾弱证。两胁作痛，头痛目眩，口燥咽干，神疲食少，或月经不调，乳房胀痛，脉弦而虚者。

【王俊志常用】柴胡 15g，白芍 15g，当归 15g，白术 15g，茯苓 15g，炙草 15g，薄荷 2g。

8. 血府逐瘀汤：出自《医林改错》。

【原方组成】桃仁 4 钱，红花 3 钱，当归 3 钱，生地黄 3 钱，川芎 1.5 钱，赤芍 2 钱，牛膝 3 钱，桔梗 1.5 钱，柴胡 1 钱，枳壳 2 钱，甘草 2 钱。

【原方制法与用法】水煎服。

【功用】活血化瘀，行气止痛。

【主治】胸中血瘀证。

【皮肤主治】用于脱疽、白疕、急腹症血瘀者。

【王俊志常用】当归 15g，生地黄 15g，桃仁 15g，红花 15g，枳壳 15g，赤芍 15g，柴胡 15g，甘草 15g，桔梗 15g，川芎 15g，川牛膝 15g。

Y

1. 玉屏风散：出自《医方类聚》。

【原方组成】防风 1 两，黄芪（蜜炙）、白术各 2 两。

【原方制法与用法】上㕮咀，每服 3 钱，用水 1.5 盏，加大枣 1 枚，煎至 7 分，去滓，食后热服。

【功用】益气固表止汗。

【主治】表虚自汗，荨麻疹。

【王俊志常用】防风 15g，黄芪 30g，白术 15g。

2. 育阴灵。

【组成】熟地、牛膝、牡蛎、山药、五味子、杜仲、白术、首乌。

【功用】补肝肾，重镇安神，潜阳补阴，涩精止带安胎。

【主治】红斑狼疮、银屑病后期肝肾阴虚证。

3. 玉枢丹：出自王孟英《霍乱论》。

【组成】山慈姑 60g，五倍子 60g，千金子霜 30g，雄黄 23g，朱砂 23g，红芽大戟 45g，麝香 6g。

【制法与用法】共为细末，糯米汤调，制成锭剂。每次 0.6g，捣碎冲服。外用，醋磨调敷患处。

【功用】解毒辟秽，活血消肿。用于霍乱痧胀、瘟疫喉风、癫狂痈疽、蛇犬咬伤等。

4. 银翘散：出自《温病条辨》。

【原方组成】连翘 1 两，银花 1 两，苦桔梗 6 钱，薄荷 6 钱，竹叶 4 钱，生甘草 5 钱，芥穗 4 钱，淡豆豉 5 钱，牛蒡子 6 钱。

【原方制法与用法】上杵为散。每服 6 钱，鲜苇根汤煎，香气大出，即取服，勿过煎。肺药取轻清，过煎则味厚入中焦矣。病重者，约二时 1 服，日 3 服，夜 1 服；轻者，三时 1 服，日 2 服，夜 1 服；

病不解者，作再服。

【功用】辛凉透表，清热解毒。

【主治】温病初起。

【王俊志常用】连翘 15g 牛蒡子 15g，桔梗 15g，薄荷 15g，鲜竹叶 15g，荆芥 15g，淡豆豉 15g，生甘草 15g，鲜芦根 15g，银花 20g。

【皮肤主治】疮疡、皮肤病属于风热者。

5. 阳和汤：出自《外科证治全生集》。

【原方组成】熟地黄 1 两，麻黄 5 分，鹿角胶 3 钱，白芥子 2 钱（炒研），肉桂 1 钱（去皮研粉），生甘草 1 钱，炮姜炭 5 分。

【原方制法与用法】水煎服。

【功用】温阳通脉，散寒化痰。

【主治】阴疽。如贴骨疽、脱疽、流注、痰核、鹤膝风等，患处漫肿无头，皮色不变，酸痛无热，口中不渴，舌淡苔白，脉沉细或迟细。

【王俊志常用】熟地黄、白芥子、炮姜、麻黄、甘草、肉桂各 15g，鹿角胶 (烊化冲服)15g。

6. 养荣祛斑汤：自拟方。

【组成】羌活 10g，白附子 15g，白芷 15g，当归 30g，黄精 30g，川芎 15g，白芍 15g，茯苓 20g，红花 15g，赤芍 15g，凌霄花 30g，鸡冠花 30g，槐花 30g，生甘草 10g，白僵蚕 10g，女贞子 15g，旱莲草 15g，洋火叶 15g，独活 10g。

【功用】补肾活血养血祛风。

【主治】黄褐斑、黧黑癍。

Z

1. 增液汤：出自《温病条辨》。

【原方组成】玄参 1 两，麦冬、莲心各 8 钱，细生地 8 钱。

【原方制法与用法】水 8 杯，煮取 3 杯，口干则与饮令尽；不便，再作服。

【功用】增液润燥。

【主治】阳明温病，津亏便秘证。大便秘结，口渴，舌干红，脉细数或沉而无力。

2. 止痒 2 号方：自拟方。

【组成】黄柏、苦参、白鲜皮、枯矾各 50g，蛇床子 30g、生百部 25g、川椒 30g、当归 25g，防风 15g。

【功用】燥湿杀虫止痒。

【主治】一切瘙痒性皮肤病。

3. 知柏地黄汤：出自《医宗金鉴》。

【组成】熟地 24g，山萸肉 12g，干山药 12g，牡丹皮 9g，白茯苓 9g，泽泻 9g，知母 6g，黄柏 6g。

【用法】上药为末，炼蜜为丸。每天服 9g，淡盐汤送下或水煎服。

【功用】养阴清热，泻火利湿。

附录二 附方（外用）

一、洗剂

1.骨科洗药：自拟方。

【组成】透骨草 10g，艾叶 10g，红花 10g，威灵仙 10g，川椒 10g，荆芥 10g，防风 10g，当归 10g，白芷 10g，海桐皮 10g。

【制法用法】用水煎熬、熏洗患处。

【功用】活血化瘀，通经活络。

【主治】跌打损伤、关节疼痛等。

2.复方马齿苋洗剂：自拟方。

【组成】马齿苋 15g，甘草 15g。

【制法用法】煎汤外洗，日 2 次。

【功用】除湿止痒，收敛舒敏。

【主治】急性湿疹，过敏性皮炎。

3.疥痒外洗方：自拟方。

【组成】百部 20g，蛇床子 20g，南鹤虱 20g，黄柏 20g，川椒 30g，枯矾 20g，苦参 20g。

【制法用法】煎汤外洗，日 2 洗。

【功用】祛风，燥湿，止痒，杀虫。

【主治】疥疮、瘙痒症等。

4.去癣外洗方：自拟方。

【组成】土槿皮 50g，川椒 100g。

【制法用法】煎汤温泡洗，日 1~2 次。

【功用】杀虫、祛湿、止痒。

【主治】手癣、足癣、甲癣等。

5.去疣外洗方：自拟方。

【组成】大青叶 10g，板蓝根 25g，薏苡仁 25g，牡蛎 25g，土茯苓 20g，鸡内金 30g，蛇床子 20g，醋香附 7.5g，木贼 7.5g，红花 7.5g，苦参 15g，川椒 10g，白矾 15g，马齿苋 20g，乌梅 25g。

【制法用法】煎汤外洗，日 1~2 次。

【功用】解毒散结，杀虫止痒。

【主治】扁平疣、尖锐湿疣等。

6.银屑病外洗方：自拟方。

【组成】楮桃叶 100g，楮实子 30g，侧柏叶 100g，生甘草 30g。

【制法用法】煎汤 1200ml 再加适量 40℃温水泡浴，每次 30 分钟，每日或隔日 1 次。

【功用】清热解毒，润肤止痒。

【主治】银屑病。

7.脂溢性皮炎外洗方：自拟方。

【组成】透骨草 30g，皂角 15g，白矾 5g，炒苍耳子 20g，苦参 15g，炒王不留行 20g，侧柏叶 30g。

【制法用法】煎汤外洗，日 1~2 次；也可将药汤与洗发水混合，用于洗发。

【功用】去脂，止痒，消炎。

【主治】脂溢性皮炎，脂溢性脱发。

8.掌跖脓疱型银屑病外洗方：自拟方。

【组成】透骨草 30g，皂角 15g，炒苍耳子 20g，炒王不留行 20g，侧柏叶 30g，苦参 15g，黄柏 10g，地肤子 10g，枯矾 5g，蛇床子 10g，百部 20g，荆芥 7.5g，当归 7.5g，川椒 10g。

【制法用法】煎汤外洗，日 2 次。

【功用】清热利湿，解毒止痒。

【主治】掌跖脓疱型银屑病。

二、搽剂

1. 白癜风酊：自拟方。

【组成】补骨脂 60g，红花 20g，肉桂 20g。

【制法用法】粉碎，过 100 目筛，每剂加 95% 酒精 500ml，浸泡 15 天，取汁外擦患处，日 2 次。

【功用】祛风活血，除湿清热。

【主治】白癜风。

2. 祛疣液：自拟方。

【组成】香附 50g，黄药子 25g，龙葵 25g，木贼 25g，红花 10g，鸡内金 50g（打碎成小片）。

【制法用法】每剂药加 9° 米醋 750ml（1 斤半），封闭浸泡 1 周，滤渣，过滤取液，涂于患处，日 2 次。

【功用】解毒散结，杀虫止痒。

【主治】扁平疣、跖疣、尖锐湿疣等。

3. 生发液：自拟方。

【组成】制何首乌 40g，旱莲草 40g，豨莶草 40g，韭菜籽 40g，骨碎补 40g。

【制法用法】研为粗末，加 45° ~55° 白酒 750ml，浸泡 15 日，滤清后加五大连池矿泉水 1 瓶，外涂于头发稀疏处，日 2 次；配合梅花针叩刺，2~3 分钟 / 次，2 次 / 周。

【功用】活血通络，养血生发。

【主治】斑秃，脂溢性脱发。

三、膏剂

1. 痤疮皮炎膏：自拟方。

【组成】升华硫 30g，雪花膏 970g。

【制法用法】将升华硫研细粉，与上雪花膏混匀即可，20~30g/ 盒，外涂皮疹处，日 2 次。

【功用】祛脂消炎，促进皮肤角质层生长。

【主治】痤疮，脂溢性皮炎等。

2. 黑布药膏：赵炳南经验方。

【组成】老黑醋 2500ml，五倍子 840g，金头蜈蚣 10 条研面，冰片 3g，蜂蜜 180g。

【制法用法】将黑醋放于砂锅内煎开 30 分钟，再加蜂蜜煎沸，然后用铁筛将五倍子粉慢慢地均匀筛入，边撒边按同一方向搅拌，撒完后改用文火煎成膏状离火，最后兑入蜈蚣面和冰片粉搅拌均匀即可，储存在搪瓷罐或玻璃罐中备用（勿用金属器皿储存）。厚敷患处（1～3mm 厚），上用黑布敷盖，换药前用茶水清洁皮肤，2～3 天换药 1 次，对化脓性皮肤病可每日换 1 次。

【功用】活血软坚，解毒止痛。

【主治】瘢痕疙瘩、乳头状皮炎、疖、痈、毛囊炎以及其他增生性皮肤病等。

3. 全蝎软膏：院内制剂。

【组成】蜈蚣 9 条、全蝎 63 个（全尾）、冰片 20g、凡士林 1000g。

【制法用法】将凡士林熔化，入全蝎、蜈蚣煎熬，至冒出白烟（即：将蜈蚣、全蝎炸至焦枯），过滤去渣，待温后，再入研细的冰片，搅拌均匀，冷后成膏。外涂创口局部，每日 2～3 次，或摊在消毒纱布上，外敷创口，每日换药 1 次。

【功用】活血止痛、解毒消肿、疏风止痒。

【主治】血栓闭塞性脉管炎、动脉硬化闭塞症、肢端动脉痉挛症的溃疡期，糖尿病坏疽，小腿慢性溃疡，淋巴结核之溃疡期，褥疮、神经性皮炎，皮肤淀粉样变，足癣合并感染，手足部疔疮，窦道、瘘管，银屑病之静止期，带状疱疹（水疱不明显者），接触性皮炎（渗液不多者），荨麻疹，变应性血管炎，软下疳，红斑狼疮，肛周湿疹，烧伤，冻疮，皲裂症，虫咬性皮炎，毒蛇咬伤等。

4. 祛癣膏：自拟方。

【组成】升华硫 20g，冰片 1g，凡士林 100g。

【制法用法】取升华硫、冰片研成细粉过 100 目筛，加入熔化后冷至 80~100℃以下的凡士林中，搅拌至冷凝分装，外涂患处，日 2 次。用于疥疮需全身涂药 1 次，保留 24 小时，洗浴更衣，对换洗衣物、床单等进行烫洗。

【功用】逐寒、除湿、杀虫。

【主治】杀虫药。用于疥疮、痤疮、脂溢性皮炎、酒渣鼻、单纯糠疹和慢性湿疹、神经性皮炎、银屑病、头癣、体癣、手足癣。

5. 芩柏膏：自拟方。

【组成】黄芩 10g，黄柏 10g，凡士林 80g。

【制法用法】黄芩、黄柏研成细粉过 100~120 目筛，加入熔化后的凡士林中，搅拌至冷凝分装，外涂患处，日 2 次。

【功用】清热除湿，消肿止痛。

【主治】毛囊炎、疖、湿疹、皮炎等。

6. 润肤止痒膏：自拟方。

【组成】生甘草 50g，当归 50g，凡士林 500g。

【制法用法】取能盛纳 500g 不锈钢的容器装入凡士林，放到电磁炉上，加热，将生甘草放入熔化开的凡士林中（注意：凡士林温度不宜过高，以免药液溢出），继续加热，将上述药物用文火煎熬至药枯，去渣滤清，即成此膏。

【功用】润肤止痒。

【主治】银屑病、瘙痒症、皮肤皲裂等。

7. 消瘀膏（消瘀止痛膏）。

【组成】木瓜 5000g，栀子 2500g，大黄 1250g，蒲公英 500g，黄柏 1250g，姜黄 5000g。

【制法用法】共研细面，水蜜调匀，外敷患处，1 日或 3 日换药 1 次。

【功用】活血散瘀，消肿止痛。

【主治】丹毒、血栓性静脉炎、乳痈初期、跌打损伤等。

8. 蝎黄软膏：自拟方。

【组成】蜈蚣 9 条、全蝎 63 个（全尾）、冰片 20g、凡士林

1000g、水杨酸 70.5g、升华硫 106g。

【组成】将凡士林熔化，加入全蝎、蜈蚣煎熬，至冒出白烟（即：将蜈蚣、全蝎炸至焦枯），过滤去渣，搅拌，待凡士林冷却至 80~100℃后，加入升华硫、水杨酸、冰片，搅拌均匀，冷后成膏。

【功用】解毒活血，润燥止痒。

【主治】角化性湿疹，鹅掌风。

四、油剂

1. 甘草油：自拟方。

【组成】甘草油 10g，植物油 100ml。

【制法用法】混匀外涂患处，日 2 次。

【功用】清除油垢，润泽生肌。

【主治】皮炎、湿疹等。

2. 紫草油。

【组成】紫草 100g，当归 60g，麻油 1000g。

【制法用法】取紫草、当归加入麻油中浸泡 24 小时，文火炸至黄焦，滤清即得。外用直接涂患处，或用无菌纱布浸渍后敷于创面，每 1~2 天换药 1 次，有感染者清除分泌物后上药。

【功用】凉血解毒，化腐生肌。

【主治】水火烫伤、冻疮溃烂、溃疡、尿布性皮炎、褥疮、天疱疮等。

五、散剂

1. 三黄止痒散：院内制剂。

【组成】

【制法用法】

【功用】

【主治】

2. 托瘀散：院内制剂。

【组成】炒章丹 5000g，花粉 5000g，文军 2500g，白芷 2500g，

天南星 1000g，栀子 1500g，甘草 1000g，黄柏 2500g，姜黄 2500g，白芨 2500g，陈皮 1000g，川朴 1000g，苍术 1000g，冰片 500g。

【制法用法】共为细末，用蜂蜜加少许植物油调和成膏，厚敷于患处，日 1 次。

【功用】清热除湿，消肿止痛。

【主治】肿疡、溃疡、疖、痈。

六、锭剂

紫金锭。

【组成】山慈姑 60g，五倍子 60g，千金子霜 30g，雄黄 23g，朱砂 23g，红芽大戟 45g，麝香 6g。

【制法用法】共为细末，糯米汤调，制成锭剂。口服每次 0.6g，捣碎冲服。外用，醋磨调敷患处。

【功用】解毒辟秽，活血消肿。

【主治】霍乱痧胀、瘟疫喉风、癫狂痛疽、蛇犬咬伤、肿疡、溃疡、疖、痈等。

附录三 皮肤病忌口单

一、银屑病、湿疹皮炎、荨麻疹等过敏性疾病

【肉类】鸡、鹅、狗、驴、牛、羊肉、猪头、猪蹄、猪内脏、蚕蛹。

【蔬菜】生葱、生姜、小根蒜、洋葱、蒜薹、蒜苗、生蒜（烹饪不辣者可食）、韭菜、辣椒、茼蒿、茴香等。

【菌类】蘑菇。

【水果】芒果、菠萝、榴梿、荔枝、桂圆等。

【发物】鱼虾海鲜、酸菜、腐乳、臭豆腐、大酱。

【其他】烧烤、麻辣烫，及肯德基、麦当劳的油炸食品。

二、痤疮、脂溢性皮炎、脂溢性脱发

【肉类】鸡、鹅、狗、驴、牛、羊肉。

【蔬菜】生葱、生姜、小根蒜、生洋葱、生蒜（烹饪不辣者可食）、辣椒等。

【水果】榴梿、荔枝、桂圆等热性水果。

【发物】鱼虾海鲜。

【其他】烧烤、麻辣烫，及肯德基、麦当劳的油炸油腻食品；饼干、蛋糕、糖类等含糖量多的食物；方便面等快餐食品。

【注意】痤疮患者可以喝牛奶、酸奶，但不宜过多（不超过300ml）。

三、日光性皮炎、红斑狼疮等与光照相关疾病

【蔬菜】无花果、芹菜、香菜、菠菜、油菜、苋菜、蘑菇、茼蒿、萝卜等光敏性食物。

四、带状疱疹、神经性皮炎、斑秃

【注意】忌酒，忌辛辣，余一般无须忌口。

五、白癜风

【注意】忌柠檬、橙子等维生素 C 含量较高的食物，余一般无须忌口。

六、皮肤病患者大多可以吃的食物

【肉蛋奶】猪肉、鸭肉、鸡蛋、鲜牛奶。

【蔬菜】茄子、豆角、黄瓜、柿子、白菜、土豆、青椒（不辣者）等大多数蔬菜；大豆腐、干豆腐等豆类及其制品。

【水果】除榴梿、荔枝、桂圆等热性水果外，均可食用。

【注意】所有皮肤疾病均禁止饮用一切酒类！皮肤病忌口与是否服中药无关，忌口主要与疾病有关！皮肤病忌口亦因人而异，如食用某种食物后过敏就不宜食用！

附录四 药物煎制、使用的相关说明

一、中药汤剂煎药方法

将一剂中药放入砂锅、瓷盆、电饭锅（不可用铁锅）等容器内，加水浸泡 2 小时。

第一遍：加水没过药 3 指深，大火煮开锅，调小火 20~30 分钟，倒出 2 碗药汤。

第二遍：加水没过药 2 指深，煮法同上，时间减半，倒出 2 碗药汤。

两遍的药汤混合，再分为四碗，每日两碗，早晚饭后分服（当药物体量较大时，可用高压锅煎取中药，煎药时间可减半）。

二、中药汤剂服用方法

早晚（日两次）、饭后、温服。若服药后出现恶心、呕吐、腹泻等胃肠道不适症状，将中药剂量减半或者饭前服用"香砂养胃丸"或"养胃颗粒"，儿童、老人等体质较弱的患者尤其要顾护脾胃，如症状未能缓解，停药复诊。女性患者月经期间服药，可用红糖水送服！

三、外用药使用原则

任何外用药，使用前务必先小面积试用，如无红、肿、热、痛等自觉症状，方可大面积使用（面部过敏者尤应注意）！使用后若有不适，可少量加水，降低浓度后再使用。

激素依赖性皮炎以及曾外用激素类药膏的患者：

因停用激素，半月内病情处于不稳定期，此时症状加重属于停撤激素的反弹现象，应格外注意！

四、火针疗法

1. 概念：火针疗法是将针在火上烧红后，快速刺入皮损或瘙痒或疼痛部位，以治疗疾病的一种方法。施针部位：皮损处或疼痛点或瘙痒部位。

2. 适应证：痤疮、多发性毛囊炎、带状疱疹、带状疱疹后遗神经痛、结节性痒疹、扁平疣、寻常疣、神经性皮炎、皮肤瘙痒症、白癜风、湿疹、荨麻疹等。

3. 操作方法：

（1）患者采取舒适体位（如仰卧、俯卧、侧卧等），用碘附或75% 乙醇消毒局部（皮肤有渗出糜烂者不用）。

（2）一手持酒精灯，另一手拇指、食指及中指夹持针柄处（必要时可有辅助者持灯，术者双手操作，一手作用于局部患处，另一手持针）。

（3）针刺时，将针尖烧至发红、发白，迅速直刺选定部位，随即迅速出针，做到"稳""准""快"。

（4）以皮肤浅刺为主，一般每周治疗 1~2 次。

4. 注意事项：

（1）操作前与患者沟通，消除恐惧心理。

（2）针刺部位多少依据病症和患者的耐受程度而定，面积大、皮疹多、耐受力差的分次进行。

（3）施术后告知患者针孔局部若出现微红、灼热、轻度疼痛、瘙痒等症状属正常现象，可不作处理。

（4）针刺后 24 小时内不得沾水。

（5）老年患者选择性施用。

5. 禁忌证：

（1）孕妇、产妇、婴儿及年老体弱者禁用。

（2）高血压、心脏病、恶性肿瘤等禁用。

（3）不明原因的肿块部位禁用。

（4）严重糖尿病及出血性疾病患者禁用。

（5）皮肤敏感、瘢痕体质者禁用。

（6）精神过度紧张，饥饿劳累，醉酒之人禁用。

附录五 王俊志师门感言录

◇中医学包含着儒家中庸之道、以和为贵思想，也包含着道家天人合一、大道自然、大道至简的思想。

◇做事不要埋怨别人，要经常反思自己。

◇自古雄才多磨难，从来纨绔少伟男。

◇骨头得一块块啃，事得一件件做。

◇多做事，少空谈。做一件小小的实在事，也比空谈十个伟大之事强。

◇做人要不卑不亢，谦和而自信，和缓而坚决。

◇治病首先要想到安全，在安全的基础上勇于创新。

◇人的生命有限，革命工作无限，当把有限的生命投入到无限的革命工作中去，一定要保护好自己的身体，以便更好地工作。

◇社会不可能完全公平、合理，但我们尽己所能地追求公平、合理；人生不可能完美，但我们尽可能地追求完美。

◇人生就像旅行一样，当美景展现在你面前时，要尽情地欣赏；而当机遇到来时，要及时地把握，不留遗憾。

◇人应该学会主动去工作，工作之前不要讲代价，领导心中自然有杆秤，否则会付出痛苦的代价。

◇要用最简单的方法来治病，能用白开水治好病的大夫是最高明的大夫。

◇给患者留有希望，给自己留有余地。

◇要从人性的角度考虑问题，从对方的角度考虑问题，就能化解很多矛盾。

◇干事业的时候不要忘了家庭，照顾家庭的时候要有自己的事业，事业、家庭要双成功。

◇家庭是事业的动力和港湾，事业是家庭稳定的砝码。

◇人这一生不可能一帆风顺，但是金子到哪都会发光，要磨砺自己，让自己确实成为金子。

◇任何人都需要尊重，每一个人都是人才，要看到别人的优点和潜能，发挥每一个人的能力。

◇人在自己的哭声中降生，在别人的哭声中离去，人生短暂，人应该在短暂的人生中追求最大的快乐和价值。

◇人的一生中充满矛盾，不要因噎废食，要善于解决矛盾，要知道方法总比困难多。

◇要会做事，做实事；为人要正直、善良；做事要务实、妥善。

◇成为一名合格医生的标准：终生学习，良好悟性，仁慈而宽厚。

◇不要有狭隘之心，不要有门户之嫌，要博采众长，三人行必有我师。

◇有许多人追求虚名，被浮夸的东西所左右，而丧失自己最根本、最基础的务实精神，缺乏潜心钻研做学问的精神。要知道人间正道是沧桑！只有踏实、务实的人才能成功。

◇人体、国体都有内在的规律性，当人体虚弱时各种病毒、细菌就会乘虚而入；当国体羸弱时，各国列强就会瓜分你的国家。所以人体、国体都要自强不息。

◇治病如救火。治病要早期治疗，早期预防。

◇做事之前需明理：要知道干事要由东，否则累死也无功；要学会为人处世，上司喜欢忠诚能干的下属，下属在能干的基础上要尊重上司。

◇不要觉得别人的帮助是应该的，天下没有免费的午餐，要知道感恩，别人帮助你后，要知道回报。

◇工作是为了快乐地生活，而非生活就是痛苦地工作。

◇不要拿自己的生活和别人比，穷人（相对贫困的人）有穷人的快乐，富人有富人的烦恼。

◇人生的成功是实力与机遇的结合。机遇留给有准备的人，要善于把握机遇，不轻言放弃。

◇不要浮躁，更不要虚夸；要潜心钻研，老老实实做人，踏踏实实做事。

◇学生们的今天就是老师的过去，老师的现在就是学生们的未来；儿女是自己生命的延续，学生是自己事业的继续。

◇中医、西医就像两条经纬线，找到交点就是结合点、腾飞点。未来 21 世纪医学是由中医引领的中西医结合的医学。

◇中医学和西医学既有联系又有区别，不能用西医学冰的有形性、固定性来和衡量中医学水的无形性、流动性，否则中医的道路会越走越窄。

◇穿鞋原则—首先要舒服，其次是美观；写字原则—首先是工整，其次是美观；择业原则—首先是喜欢，其次是适合你自己；做事原则—把复杂的问题简单化，不要把简单的问题复杂化。

◇凡事要有充分准备，不打无准备之仗。

◇尽管医生治好病与治不好病都很正常，但错误的治疗带来的副作用要比该疾病本身对人的伤害更重。这是愚蠢的治疗。

◇弱国无外交，弱家少亲朋，弱者被人欺。

◇搞定就有稳定，摆平才有水平，在坚持原则的基础上，及时妥善的解决问题。

◇没有过不去的火焰山，没有克服不了的困难。人在遇到困难的时候要坚韧，要有信心，不要以"自杀"的方式来解决问题，人的生命属于自己但又不完全属于自己，还属于父母，属于兄弟姐妹，属于社会。如果一个人死的决心都有，那么什么事情都能办成，所以自杀行为是一种懦夫的行为，是一种极端不负责任的行为。

◇皮肤科的病一定要眼见为实。

◇永远把胜利的砝码掌握在自己手中。

◇博学而后成医，厚德而后为医，谨慎而后行医。（李孜怡）

◇临病若能三思，用药终无一失。

◇医学是一门科学，但要成为一名医术高超的大夫却是一门艺术。

◇治急病要有胆有识，治慢病要有方有守。

◇能抓到老鼠的猫是好猫；能打赢胜仗的战士是好战士；能解决问题的干部是好干部；能看好病的医生是好医生。

◇医生治病需要悟性，书本的知识需要消化吸收，不可本本主义，临床治疗需要切合实际。

◇医生不是上帝的天使，而是身体这台机器的修理工，是生命秩序的维护者。

◇要想抬头做人，就得先学会低头做事。（綦雪薇）

◇对待患者不卑不亢，和缓而坚决，和缓中透露一种自信，治疗原则上不妥协，这样患者才能信任你，才能接受你的治疗。

◇每个人只有从事自己愿意做的事，并且适合自己做的才能成功。

◇帮助别人的时候不要忘记保护好自己。

◇再富也不要炫富，再穷你也不要哭穷，人在富裕的时候要想到落魄的时候，要随时保持平和心态。

◇做人就应如磁铁一般，既有铁的精神，又有磁的魅力，不能光做没磁性的废铁。

◇人生一些事不能等待，过去后有的难以补上，想到尽量做到，让人生少留遗憾！

◇学习知识不停步，学到知识不带走。（赵炳南）

◇凡事都斤斤计较，后果就是把自己的事越做越糟，让自己的路越走越窄。

◇用药的原则是能外治解决的尽量不内服，能吃中药解决的不吃西药，能吃药解决的尽量不肌注，能肌注的尽量不静点，能食疗和健身解决的尽量不吃药。

◇人要学小草精神，要适者生存，有强大的生命力；不要像盛开的鲜花，惹人注目，但经不起风寒雨霜，昙花一现。

◇当你觉得太累的时候说明你正在走上坡路，坚持走过去，就会有进步。每一步都会达到一个新高度，目光所及，每一处都有新风景。轻松是留给走下坡路的人，不要在本该奋斗的年纪选择安逸。（刘畅）

◇不要忘记你曾经的梦想，这样在你浮躁的时候就会有所坚持。不要忘记老师对你的关心与爱护，这样在你遭受打击的时候就会感到温暖。不要忘记同学之间的情谊，这份纯真将不可替代，永不磨灭。（毛旭）

◇坚持是一种精神，是一种力量，是走向成功道路必备的基本素质！

◇健身和学习是需要终生坚持的两件大事情，不需要超出自身能力，贵在坚持，慢慢地就可以使自己头脑充实丰富，身体强健有力。

◇自强，自尊，自爱，坚持——成功！（刘奋强）

◇"做人要知足，做事要知不足，做学问要不知足"。（吴孟超，中国肝胆外科创始人）

◇百闻不如一见，百说不如一行。

◇人怎样才能情绪好：知足，感恩，不抱怨。

◇刀在石上磨，人在事上练。

◇每个人的身上都有两个自己：一个正面，一个负面。努力让积极打败消极，让真诚打败虚伪，让宽容打败计较，让勤奋打败懒惰，让坚强打败脆弱，只要你愿意，坚持正面的自己，你就能做得更好。

◇①管理是盯出来的，技能是练出来的，办法是想出来的，潜力是激发出来的。②没做好就是没做好，没有任何借口。③不是没办法，而是没有用心想办法，用心想办法，一定会有方法。④取是能力，舍是境界。⑤细节做好叫精致，细节做不好叫粗糙。⑥努力赞美别人，学习别人的优点。

◇同样的景色和不同的人一起欣赏也会有不同的心境。（张海龙）

◇每个人都各有优点也各有不足，毕竟没有谁能做到生来完美。有缺憾，就有可改之处，也就有进步的空间。尽力发挥自己的长处，不断完善自己的短处，每天进步一点点，日积月累终会大有不同。

◇在其位谋其政，在其岗谋其事，不能人浮于事，人浮于政，要有责任，有担当，尽职尽责地做事。

◇要学会奉献，当你埋怨这个国家、这个集体、这个家庭时，反过来想想，你为国家、为集体、为家庭做过什么，这样才能放宽眼界，知道奉献。

◇饮食绿色化，身体运动化，心情快乐化，才能享受高品质生活。

◇人的欲望是个奇怪的东西，有很多时候，我们渴望得到的，得到后却又很快失去兴致；我们手中握着别人羡慕的，却又总在羡慕别人手里的。我们向往远方，但远方又是另一些人厌倦的地方。或许，只有历尽世事才会明白，我们眼前所拥有的，才是真正应该珍惜的。生活，不会总如意；万事，不会都圆满。人生的美好，来自珍惜当下。因为远处是风景，近处才是人生。

◇当你已经登上珠峰，此时虽已俯瞰天下，但头顶仍有星空。低调前行，总会超越。（胡金胜）

◇即使不能进步，也不要选择堕落，相信付出总会有回报，厚积往往能薄发。（胡金胜）

◇人之美，应内外兼顾，有健康的身体、得体的穿着及优雅的谈吐。（肖传宇）

◇每个人最大的弱点，在于他自以为自己是最聪明的。（陈亚男）

◇永远不会走错路的人，是那种原地踏步的人。（陈亚男）

◇人生，总会有不期而遇的温暖，和生生不息的希望。不管前方的路有多苦，只要走的方向正确，不管多么崎岖不平，都比站在原地更接近幸福。（历剑）

◇人们容易批评和打击别人，但了解自己大概要一辈子的时间，自胜者强。（历剑）

◇生命很短暂，我们终将会离开，要尽力做好当下事，珍惜眼前人。（迟媛）

◇如果决意去做一件事，就不要犹豫值不值得，心甘情愿才能全力以赴，全力以赴才会得偿所愿。（孟心岳）

◇做人要有容纳之量和消化之功。（郑午晏）

◇哪有那么多的一夜成名，其实都是百炼成钢。（陈仕进）

◇人生要修炼的四样东西，扬在脸上的自信，长在心底的善良，融进血里的骨气，刻在命里的坚强。（张海龙）

◇作为一个中医人应该心内存日月，眼中有家国，常思仲景意，胸怀纳星河。（张海龙）

◇山再高，往上攀，总能登顶；路再长，走下去，定能到达。（崔晓倩）

◇如果有什么需要明天做的事，最好现在就开始。（龚钰）

◇一代人有一代人的使命，一代人有一代人的长征，不负韶华，敢为人先，愿我们都能成长为有理想、有担当的时代青年。（龚钰）

◇保持一颗平常心，才能领悟生活的真，无论失意或得意，请都选择淡定；你的修养来自于是否愿意为他人着想，真正的智者最懂得以退为进的智慧。（朱雅楠）

◇没有谁的幸运是凭空而来的，只有当你足够努力，你才足够幸运。这世界不会辜负每一分努力和坚持，时光不会怠慢执着而勇敢的人。（朱雅楠）

◇正义和公平或许会迟到，但永不会缺席。

后 记

执笔至此，思竭才枯，古医博远，未得扁鹊仓公之万一，深恐不足以误后人，然俱为行医数十载之思量，躬耕亲历，临证参详，确有实效，乃敢行文成册，以盼碎瓦几许，引得美玉良材。

深谢吾师圣学王玉玺先生、王雪华先生不弃疏愚，谆谆以教，恂恂相授，习仲景之良法，遵伤寒之精要，效法先贤，得入杏林。

再谢吾生后辈郝眸嘉、张海龙、崔晓倩、迟媛、历剑、陈仕进、赵玉磊、胡金胜等人，延我医脉，昼夜不辍，勤俭意恭，好学笃行，盼后浪向前，造福一方。

岁至甲子，行医半生，仍未敢自专，焚膏油以继晷，恒兀兀以穷年，得悟中医之道，非至简至纯不能用，非至真至善不可达。窥医道之一二，尽言于此，书中附方于集后，然需审证明因，不得仅执成方，率尔从事。思虑切切，未敢自必，望高明教之。